写给药师们：
如何运用 JCI 思维提升
药学服务质量

（美国医疗机构评审国际联合委员会医院评审标准
药物管理与使用评审实操手册）

著　者　贾月明

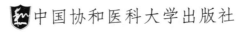

中国协和医科大学出版社

图书在版编目（CIP）数据

写给药师们：如何运用 JCI 思维提升药学服务质量／贾月明著 . —北京：中国协和医科大学出版社，2018.8

ISBN 978 - 7 - 5679 - 1114 - 7

Ⅰ . ①写…　Ⅱ . ①贾…　Ⅲ . ①药品管理—质量标准—美国　Ⅳ . ①R954 - 65

中国版本图书馆 CIP 数据核字（2018）第 125633 号

写给药师们：如何运用 JCI 思维提升药学服务质量

著　　者：贾月明

责任编辑：雷　南

出版发行：中国协和医科大学出版社
（北京东单三条九号　邮编 100730　电话 65260431）

网　　址：www. pumcp. com

经　　销：新华书店总店北京发行所

印　　刷：中煤（北京）印务有限公司

开　　本：710×1000　1/16 开

印　　张：10

字　　数：120 千字

版　　次：2018 年 8 月第 1 版

印　　次：2018 年 8 月第 1 次印刷

定　　价：38.00 元

ISBN 978 - 7 - 5679 - 1114 - 7

（凡购本书，如有缺页、倒页、脱页及其他质量问题，由本社发行部调换）

序　一

　　我在 1994 年到 2008 年间曾担任十四年的 JCI 评审委员，实地评审过的美国本土医疗机构超过 500 家，在美国以外的医疗机构超过 40 家。在我看来，那些有意愿想要通过 JCI 认证的医疗机构是非常有魄力和前瞻性的，因为这个过程非常不容易。JCI 标准起源于美国，并得到了全世界的认可。到现在为止，全球已经有超过 1000 家医疗机构得到了 JCI 的认证，在中国也有超过 100 家不同类型的医疗机构得到认证。虽然存在文化差异，生活习惯以及医学教育背景上也略有不同，但各国追求高标准医疗质量的目的是相通的。因此，JCI 标准已经成为全球公认的医疗服务最高标准 。

　　近些年，我开始亲自辅导一些医院，帮助他们通过 JCI 认证。在辅导过程中，对我挑战最大的就是改变人的思想。也就是教会人们如何用 JCI 标准重新审视医疗质量。贾月明女士让我印象深刻的是她敏捷的思维。她对 JCI 标准的理解很到位。她能够快速准确地找到问题的核心，并且逐一破解。在 2016 年明德医院评审以前，我曾经对贾月明女士说：你做的工作会感动到评审委员的。果不其然，事后我就听说她把委员感动到哭的传闻，这也成为 JCI 评审中的一段佳话了。

　　我曾辅导过二十多家医院通过 JCI 认证，亲眼见证着这些医院从零开始一点一点改进，从开始的万般抵触，到后来的慢慢接受，再到真正体会到质量改进后的益处。医疗机构在不断改进的过程中，既要忍受 JCI 理念带来的革新性冲击，又要对质量流程进行抽丝剥茧般的梳理，将原本的糟粕去除，不断植入更先进、更科学的管理方法。准备 JCI 评审的过程是极具挑战性的工作，巨大的压力从始至终考验着整个团队的协作能力。而需要改进的除了医疗技术和服务流程以外，更重要的是人的思想和理念，只有当医院领导者，管理者以及专业技术人员的思想意识转变了，才有动力和毅力坚持下去，而真正做到的并不多。虽然 JCI 在短期内不会给医院带来多少经济效益，但从长远发展来看，却可以实实在在地提升医院的整体质量。JCI 给人带来的积极影响只有经历过的人才能知道，也只有经历过的人才能体会到认证后的喜悦。

由于中西方语言文化差异以及药学服务模式不同，JCI 的英文原版标准读起来比较晦涩难懂，尤其是 MMU 部分，我在工作中也深深感受到这点。我很欣赏贾月明女士能够怀抱着勇气和理想主动去写这本书，并毫无保留地与别人分享她的经验和知识。她完全有资格写这本书。药物安全是整个医疗体系的重要环节，超过 70% 的留院患者需要使用药物。药剂师的职能不能简简单单停留在摆药发药和库存管理，应该真正深入到临床中，解决实际用药问题。

JCI 对于药剂师角色的定位，是一位经过专业培训、具有较强专业素养、能真正懂得患者安全用药重要性的专业人士，并能够通过自身所学知识和专业能力，帮助识别临床中的用药误区，与医生并肩作战，最大限度地降低用药风险。

无论您是为了通过 JCI 认证，还只是出于兴趣而拿起了这本书，它都会帮助您进一步了解药品安全管理的知识。我推荐在一线工作的药剂师们好好读一读，学会药品安全管理的知识，并将其付之于实际工作中。它将使你的工作更有价值。

虽然质量改进尚无捷径，但这本书用通俗易懂的语言，使读者更容易理解 JCI 的管理理念。我很期待这本书的问世，它能够真正帮助到那些想要改进医疗质量的药师们。

Connie Ma

前 JCI 评审委员

护理学硕士

美国注册护士

高级资深护理管理认证

2018 年 5 月 29 日

序　　二

　　"车同轨，书同文，行同伦""不以规矩，不能成方圆"，我国经典古籍对规范化早有论述。现在，规范化管理已经开始成为一个时髦的概念了。

　　JCI 认证是美国医疗机构评审联合委员会国际部（The Joint Commission International）专门为世界各国优秀的医院融入国际质量评审和保险系统而设计的认证体系，通过 JCI 认证的医疗机构将获颁发 JCI 认证证书（JCI Accreditation）。JCI 认证是世界卫生组织（WHO）认可的认证模式（WHO："JCI 标准是全世界公认的医疗服务标准，代表了医院服务和医院管理的高水平"）。

　　JCI 和国际标准化组织（International Organization for Standardization, ISO）都属于国际认证标准，ISO 国际通用标准适用于公司、工厂等产品生产和销售类企业，而 JCI 是专门用于医疗机构认证的国际医疗行业的标准，并且每三年对被认证的单位进行复检。

　　MMU（Medication Management and Use）为 JCI 中药品管理与使用部分，虽然只占 JCI 评审标准的一部分，但却贯穿 JCI 实际评审的始终。因为任何一个环节审查，都会涉及药品管理。

　　党的十九大报告明确指出"全面取消以药养医"。在全国全面取消药品加成和《药师法》尚未出台的背景下，医药分开、药房托管等声音不绝于耳，医疗机构药师是否彷徨失措？药师的未来何去何从？都是当下急需回答的问题。在此之际，《写给药师们：如何运用 JCI 思维提升药学服务质量（美国医疗机构评审国际联合委员会医院评审标准药物管理与使用实操手册）》一书应运而生，不仅为医疗机构药师开出了一张"处方"，而且是一针"强心剂"。

药品管理和使用是医疗机构医疗质量和安全的重要组成部分之一，不可或缺。同时，药品管理和使用是医疗机构药师的立足之本，是药师的自身价值所在，是药师施展才华的舞台。

那么，如何科学地进行药品管理和使用？《写给药师们：如何运用 JCI 思维提升药学服务质量》对 JCI 第六版药品管理和使用部分分三篇加以解释和说明，由表及里，层层深入，思路清晰，文字简练，附具体案例，可操作性强。该书收录评审标准英文原文，还 JCI 以原貌，并作简要译文，供读者阅读时参考，并对各衡量要素详尽解释。该书可供医疗机构 JCI – MMU 评审之用，也可以供医疗机构药事管理者工作参考之用，同时供医疗机构药师了解药品管理与使用国际标准。

我希望该书能成为新时代医疗机构药师的行为指南。基于 JCI – MMU 评审标准，给药师一个崭新的视角，让药师站在巨人的肩膀上，去领略更美丽的风景，去寻求更高远的提升，履行药师职责，确保用药安全、有效、经济、适宜。

赵志刚

首都医科大学附属北京天坛医院药学部主任

2018 年 7 月 16 日

序　　三

当年我作医生时，觉得应该有个医院能给市场和患者更多的选择。因此离开了和睦家医院，创立了明德医院。在创业初始，能不能做到更好，能不能实现"创建一个自己理想中的给患者提供更好服务的医院"这个目标，是我面临的重大挑战。

创业以来，我一直在以一个医生的眼光，从患者的角度思考，医疗服务应该是什么样子的。以药师来说，药物治疗在整个医疗活动中占据着重要的地位，如果药物使用错误，则不但不能为患者解除病痛，达不到防病治病的目的，反而还会带来危害。而现在国内患者一提药师，就认为只是发药的，遇到药品问题还是首先想到问医生。30多年前，我在国内做医师的时候，其实对药师在医疗服务链条中的作用也不是很清楚，直到去美国学习，考察了那里的医疗体系之后，才意识到真的是术业有专攻，隔行如隔山，药师确实是连接医生、患者和药物的重要纽带，是药品使用与管理的第一人，是药品交付到患者手里之前最后把关的人。他们不但有权利拒发剂量或配伍不合适的处方，还经常建议指导医师如何合理用药。因此在美国，药师职业深受百姓信任，甚至已经超过了对医生的信任。

做好医疗行业，必须要了解这个行业的规律性，还要有时间的积累，没有捷径可走。药师在确保药物合理使用的过程中起着关键性作用，而药物的有效管理与合理使用能够反映出一家医院的整体医疗水平。JCI评审对药物安全非常重视，标准中有整整一章的内容都是跟药物使用与管理有关，并将高警示药品的管理纳入了国际患者安全目标中。药物管理的水平直接影响 JCI 评审结果。因此，明德医院的药房完全是按照 JCI 标准打造的，各种先进的药品管理理念及措施在明德已经成为常规标准。至今国内大部分医院尚未开展的处方前置审核，明德医院从建院的时候就已经开始执行了。

2016 年，我院能通过 JCI 评审，药房管理这一部分，药剂科主任贾月明功不可没。而她能将多年经验汇总、提炼、升华，写出的这本小书令我格外期待。

《本草衍义》里说道："用药如用刑，刑不可误用，误即于人命，用药依然，一误便隔生死"。但愿这本书能让各位药师领略到 JCI 关于药物使用与管理的精妙之处，并融入自身工作之中，为用药安全贡献自己的一分力量。

陈沛

北京明德医院创始人

2018 年 7 月

前　　言

为什么要写这本书？

JCI（Joint Commission International），即美国医疗机构评审国际联合委员会，也可以叫作美国医疗机构联合委员会国际部。用于对美国以外的医疗机构进行医疗质量和安全的国际认证。JCI 标准作为国际公认的医疗服务"金标准"，代表了医院服务与医院管理的国际水平，越来越受到世界各地医疗机构的认可。JCI 自 2003 年进入中国以来，至今已历时15 年。

广州祈福医院是中国大陆首家通过 JCI 认证的医疗机构，于 2003 年12 月通过认证。紧随其后的是北京和睦家医院，于 2005 年 9 月通过 JCI认证，成为中国第二家通过 JCI 认证的私立医院，同时和睦家医疗也是中国首家全方位通过 JCI 认证的医疗网络集团。第三家通过 JCI 认证的是浙江大学医学院附属邵逸夫医院，该院也是中国首家通过 JCI 认证的公立医院。

在很多医疗机构中流传着一条不成文的说法，只有通过 JCI 认证，取得那块小金牌，才算真正达到医疗质量的国际标准。在 JCI 进入中国最初的 5 年，每年只有一家医疗机构通过认证。自 2010 年起，每年通过认证的医疗机构开始大幅增加，2010 年当年就有 4 家医疗机构通过认证。自 2013 年起，新增通过评审的医院数量便呈现持续快速增长的态势。到了 2016 年，全年通过 JCI 认证的医疗机构猛增到 22 家。截止到

2017 年 12 月底，全国通过 JCI 认证的医疗机构已经多达 97 家。而截止到本书写作之时，全国通过认证的医疗机构已经突破百家。通过认证的医疗机构，大到几千张床位的大型综合性医院，小到仅有几张床位的小型专科诊所。时至今日，很多新兴民营医院的建院设计已经将 JCI 标准作为基础。这足以证明，JCI 标准在中国已经越来越多地被医疗行业肯定。

我于 2004 年加入北京和睦家医院，并在工作第二年开始接触到 JCI，从那时起，JCI 思维就一直影响着我的工作和学习。到 2016 年，我总共经历了五次 JCI 评审。在这五次评审中，有两次是自己独立全权负责药品管理迎评工作。在最近的一次评审中，还有幸参与了全程陪评，全程跟随 JCI 医生组委员对全院各科室进行评审。说实话，每经历一次，都好像重新洗礼一样，对医疗质量安全及药品质量安全又有更进一步的认识。而每一次顺利通过后的喜悦真是很难用语言来形容。我相信，正在读此书的您，无论是第一次准备过 JCI，还是准备再认证的，当得到 JCI 评审委员的肯定时，都会和我有一样的感受。

在这五次 JCI 迎评过程中，我深深体会到，医疗安全对于一家医院来说有多么重要。药品安全是医疗质量安全的重中之重。如何在制度、流程、服务模式上不断优化精进，对于提升医疗质量意义重大。我曾经给几家医院做过 MMU 部分的培训，在与药师们的接触中，深刻感受到对于初次评审的药师们，努力想要达到 JCI 标准所经历的艰辛和不易。很多做 JCI 咨询的专家也表示，MMU 部分，是整个 JCI 评审过程中最难的。虽然在第六版 JCI 医院评审标准里，MMU 所占篇幅并不大，总共 18 页内容，但如何将这 18 页内容玩儿转，吃透，即便对于有着几十年药房管理工作经历的药师来说都不是一件轻松的事。

新医改以后，国家倡导药师的职能要从传统的摆药发药，向指导临床合理用药方向转变，这对药师的自身技能提出了更高的要求。JCI 标准中的 MMU 部分，正是对药师如何管控药品，如何确保患者安全等等进行系统性的梳理。通过制定严格的规章制度，从各个角度规范院内用药行为，确保药品在全院范围内每一个环节都能安全合理的管控。同时，通过大量的培训，使医生，护士及药师能够从根本上改变不合理用药习惯，建立由心而发的安全用药意识，从而形成全院整体的安全用药文化。这种通过制定严格的安全用药制度，使医务人员自发产生安全用药意识的过程，是需要药师们付出艰辛努力才能实现的。药师，要真正做到医生合理用药的帮助者，患者安全用药的守护人。

在医改大环境下，药师的未来生存之路如何越走越好，是每一位同行都很关心的问题。在经历过这么多次 JCI 评审后，我坚信 JCI 标准中 MMU 部分会给大家开拓出不一样的思路。JCI 评审标准平均每三年更新一版，一旦发布出来，全世界通用。标准中很多条款读起来比较晦涩难懂，需要非常仔细的解读，才能明白其中真正含义。由于语言的隔阂，在解读 JCI 医院评审标准时，还会出现理解偏差，常常会陷入无法实施的境地，这对药师们真是莫大的折磨。有些流程上的改变，不仅仅需要药剂科参与，还会涉及医生和护士等其他科室，而如何做到多部门合作，能让所有人配合，也需要一定技巧及方法。所以，我写这本书的目的就是想把这么多年的经验及方法告诉大家，使想要改变现状的同行们能够思路清晰的，有条不紊的提升自己。同时，对于那些有意想要通过 JCI 认证的医疗机构来说，本书也可以作为你顺利通过 JCI 认证的辅导资料，书中列出的与药物使用与管理有关的实际案例以及应对策略都可以作为 JCI 评审的参考依据。

在此，我非常感谢我的导师 Connie Ma 女士（前 JCI 评审委员）对我的无私教诲，有她的鼓励，我才能顺利完成本书的创作。鉴于篇幅限制，也由于文字功底有限，很多案例及内容不能一一呈现，有不尽如人意的地方也欢迎读者朋友们批评指正。

贾月明

2018 年 4 月 2 日

目　　录

第一篇　重塑思维篇

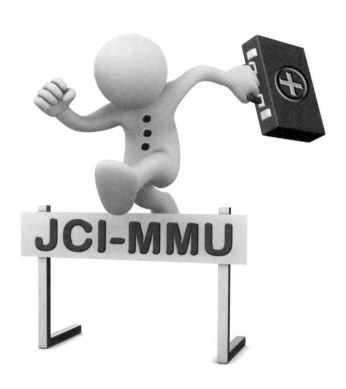

转变思维模式，先用 JCI 思维"洗脑"

1. 什么是 JCI 思维?

所谓 JCI 思维，就是以 JCI 标准为基础，依据医疗机构的规模以及服务类型不同，科学合理地制定医疗管理制度，严谨规范的建立医疗质量流程，对医院资源进行合理配置与重新组合，以最大程度的满足患者安全，降低医疗风险，实现医疗质量的持续改进，使医院发展可持续的一种新型医院管理思维模式。

JCI 标准给中国医院管理带来了新思维，开拓了中国医院管理者们的新视野。JCI 高度关注患者安全以及医疗质量的持续改进。JCI 完全从患者的利益和安全出发，对医疗机构各环节提出严格要求。JCI 评审，是医院内人人参与的评审过程。对于参评的医院来说，需要医院管理层、医生、护士、医疗技术支持部门，以及后勤保障人员，群策群力，并关注细节，全面重视医疗安全，设施安全，以及人员安全。所以，JCI 认证的核心就是医疗质量与医疗安全。

由于 JCI 的评审标准严格细致，衡量要素复杂繁多，要想顺利通过 JCI，前期需要花费大量时间来准备。大多数参评的医疗机构都花费了半年以上的时间做准备。即便这样，很多医疗机构并非一次评审就能顺利通过。且耗费两年以上时间做准备都没有通过认证的医疗机构也不在少数。事实上，近十年来，至少有六家医疗机构，由于达不到 JCI 持续改进的要求，主动或被动摘掉了小金牌。所以，千万不要认为过了 JCI 就可以高枕无忧了，即使通过认证，接下来也很难有松懈的时候，因为 JCI

每三年复评一次。并且，复评往往比初次评审要求更苛刻。JCI 标准每三年也会更新一次，每次更新都会有新的要求和标准加入。凡通过 JCI 评审的医疗机构，需要根据新标准不断改进、审视并优化工作流程，重视医疗机构风险管理，确保从始至终符合 JCI 要求。

2. 通过 JCI 认证有什么好处呢？

目前，全球有 70 多个国家或地区数以千计不同规模的医疗机构通过了 JCI 认证。自 2003 年进入中国以来，包括北京、上海、江苏、浙江、安徽、天津、辽宁、福建、广东、湖南、新疆、海南等 24 个省市及自治区，共有超过 100 家中国医疗机构通过 JCI 认证。这么多家医疗机构历经千辛万苦通过 JCI 认证，一方面源于医院本身对提高医疗质量的不断追求，另一方面，通过 JCI 认证也会给医疗机构带来不可限量的好处，总结下来包括以下几点：

第一，可以增强患者或公众对医院的信任度。JCI 标准代表着全球医疗质量的最高标准，通过 JCI 认证的医院，代表着医疗质量已经达到了顶级标准，同时意味着对患者安全以及医疗质量安全均做出了庄严的承诺。

第二，提供安全高效的工作环境，改善员工满意度。提高员工的工作热情，增加效率。

第三，利用医疗质量数据与支付方进行谈判。运用质量数据洽谈付款问题，从而使更多国际保险公司愿意合作。

第四，倾听患者及家属的声音，尊重患者隐私及权益，使患者真正参与进医疗过程中。

第五，营造一个开放的文化环境，从不良事件及问题中不断改进学习，从而持续改进医疗质量。

3. 药师需要转变思维模式，以崭新面貌迎接 JCI

MMU（Medication Management and Use），即药物管理与使用，占整个 JCI 评审标准的一小部分。尽管在第六版标准中只有 18 页内容，但在实际评审中却贯穿始终。任何一个环节审查，都会涉及药物管理。很多人认为 MMU 部分是最难通过的，即便对于有着几十年药房管理经验的药房主任来说，也很难保证对 MMU 的理解完全透彻。

准备迎评的药师们要想顺利通过 JCI 认证，首先要转变思维模式。从根本上认识到：什么是以患者为中心？药师的功能究竟是什么？我从 2005 年开始参与 JCI 评审工作，至今已有 13 年。经过十多年的经验总结，我对药师的功能定位有了更多认识。药师，就是要对药品实行全方位多环节的安全管理。从药品遴选、采购、储存、处方开具、药品调配及发药给药执行，以及用药后监测，每个环节都要做到严格把控。不断梳理优化流程，降低安全隐患，确保患者用药安全。同时，以循证为基础，做到有态度、有温度地为人群提供合理用药咨询服务。

什么是"有态度"？

第一，对待患者以及其他医务人员，要保持绝对尊重的态度。要充分尊重医生的专业能力，保护患者的权利及隐私；

第二，对待快速发展的药学及医学知识，要时刻保持敬畏，并不断追求的态度。不守旧、不固执、谦虚谨慎，要始终保持学习动力，持续增长自身专业知识及技能；

第三，对待不合理用药行为，要保持零容忍的态度；对待不合理处方，绝不姑息，绝不妥协；对待不合理给药，坚决制止。

什么是"有温度"？

那就是无论做什么，都要让服务对象感受到这是用心在做事。说出来的话以及提供的服务是带着温度的，能够温暖别人，感动别人。

JCI 评审官长什么样儿？

　　JCI 的评审委员来自世界各地，由医疗，护理，行政管理和公共政策等方面的国际专家组成。他们来自北美、中欧、东欧、西欧、中东、拉丁美洲、中美洲、亚太地区及非洲。评审官方语言为英语。注意，有些华裔委员虽然评审时使用的英语，但是能听懂中文哦！根据医疗机构的规模不同，每次派出的评审委员数量也会不同。一般小型医疗机构，会派来 2~3 名评审委员。大型医疗机构也许会派来 4~5 位评审委员，总共 4~5 天的行程。一个经验丰富的国际评审专家团队通常包括 1 名或多名医生、护士、管理人员和有特长的人员，如临床检验师，医疗运输急救技师或调度员等。

　　团队中有一位领队者。通常领队者都是比较严厉的。有意思的是，在我的经验中，评审委员大多是一柔一刚搭配着来。举例来说，护理组的评审委员大多严厉冷酷，而医疗组的委员就是慈眉善目，非常友好。记得有一年评审，有位较严厉的委员在早会上直接就说："我们来，不是来看你们哪里做得好的，而是来找出你们哪里做得不好的"。

　　评审委员会针对具体问题直接面试一线员工。医生、护士、保安、阿姨，都有可能是访谈的对象。所以，很有可能当你在正常工作时，就有评审委员直接来问你问题。在面对评审委员时，要保持冷静不慌张。回答问题要注意以下几点：

　　第一，表现出自信的态度，但不要抢着说话，让评审委员问完再回答。

　　第二，要保证充分理解评审委员的问题，如果没有听懂，可以询问，切不可肆意猜测委员的意图胡乱作答。

　　第三，说话时冷静、清楚的表达，只回答问题即可，不要引申其他的东西，切忌言多必失。

　　第四，回答问题时要注视评审委员，不要看翻译人员，或目光躲闪。

　　第五，如果回答不上来，切忌不要编造。可以寻求上级帮助，或者直接诚实地说不知道，并恳求委员赐教。

　　评审委员通常都经验老到，基本上说几句话就能知道面试者深浅。所以，在面对委员时，一定要谦虚诚实，切不可与委员争执。同时还要友好礼貌，表现出欢迎的态度。对于委员们提出的有益建议，要虚心接受，并称赞和致谢。不要吝啬使用礼貌用语，比如："您好""谢谢"，要表现出合作的态度。

直面现实，接受不足，做好被 "扒一层皮" 的准备

从古至今，任何时期的改革或变化都要经历一个艰难的过程。所谓改革，一定是发现原有的制度、流程或者方法出现问题，不能顺应当下需求。因此必须去除糟粕，在原有旧制度旧体系里做变革，引入更先进的更适合时代发展的新东西。这个过程一定是伴随着各种抵触、质疑、极大阻力甚至有可能半途而废。大多数人在接受新鲜事物的初始阶段都伴随抵触情绪，尤其是这个 "新鲜事物" 会让人劳神费力，而短期内又很难看到益处。很多医院在初次认识 JCI 的时候，都会问：JCI 虽然好，但适合中国的医疗体制吗？JCI 的管理方法怎样在中国的医院落地呢？其实，虽然中西方在就诊流程，管理架构上不同，但人们追求质量高更安全的医疗服务的心上是相同的。比起流程和制度上的改变，改变人的思想更难。坦白讲，这的确需要经历一番漫长又艰辛的过程。

在真正评审以前，一般需要进行一次模拟评审（Mock Survey），从中找出不足之处，针对问题，逐一解决。模拟评审一般是请一些具有丰富经验的 JCI 顾问，按照 JCI 实际评审流程考察一遍。在这个过程中，发现的问题越多，越能够探查自己的实际水平。

举个例子，护士常常会推着一辆小推车出入各个病房给患者打针或吃药，有时为了方便会将利器盒直接放在推车上，用来随手丢弃一些尖锐的物品。这个小动作在平时看来没什么不妥，但是 JCI 委员就会提醒你，要将利器盒固定在推车上，以防推车速度太快或不小心滑倒，利器洒落而对员工造成针刺伤。再比如，急救药品的管理虽然各家医院都有

规定，但很少做到同质化管理。按照 JCI 的要求，医院急救车应当统一车型，急救药品及急救器械应该统一品种和数量，统一摆放。并有定期核对检查，以确保急救车随时处于备用状态。当全院任何一个角落里发生急救事件，都能够有一个训练有素的急救小组立刻出现在现场实施抢救。

　　无论是公立医院还是私立医院，能够主动要求接受 JCI 评审，已经证明足够胆量和气魄。很多医疗机构都是经历了多年的准备才终于摘得那块小金牌，还有很多是不能忍受折磨，最终半途而废。既然踏上了这段旅程，就要坚持下去，追求高质量的医疗服务以及保证患者安全永远是从医者的初心。

第二篇　迎评准备篇

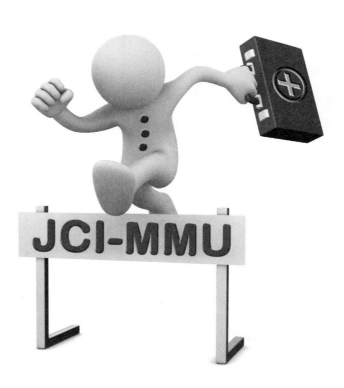

初次评审需要准备的书面材料

在 JCI 评审中有一项重要内容就是文件审查。所谓文件审查，即为对医院的主要政策、制度、重点工作流程及计划，以及现有的临床路径或临床指南等做技术评审。在 JCI 评审的日程安排里，文件审查通常会在第一天的上午，委员利用固定的时间进行审查。通过文件审查，来了解整个医疗机构的运营状态及整体架构。

1. 规章制度

JCI 评审标准中，凡在评审标准后标注"Ⓟ"的，都要求制定相应制度。在第六版 JCI 标准中，MMU 部分一共出现了 12 个Ⓟ，再加上 IPSG.3 高警示药品管理中出现的 2 个Ⓟ，有关药物管理部分一共需要制定 14 项制度。当然，这是最低要求，医疗机构还可以根据自身特点，制定更多的规章制度或流程，以更全面地规范医疗行为。

制定规章制度并不是很难的事儿，大部分医疗机构在准备评审以前，都应该有比较完善的制度体系，只需要在原有基础上，按照 JCI 的要求重点，重新梳理一番。我国药品管理的相关法律法规中，有很多规定跟 JCI 的要求是一致的。所以，制定 MMU 部分的制度，可以根据国家药品管理的相关法律法规，再结合自家医院药品管理的特点，并同时满足 JCI 的基本要求这三方面来制定。

要注意的是，制度制定出来是需要全体成员认真贯彻执行的，并不是摆在那里应付检查的。所以，要尽量细化标准，明确具体要求，让员工拿来就能用；另外，每项制度的篇幅尽量不要太长，少用空话套话。可以用一些非常明确的词语，比如：应该××，不得××。不要用模棱两可的词让人去猜。为了突出重点内容，还可以用表格的形式体现出来，有时表格的形式比阅读大篇幅的文字更舒服直观。

在评审委员到来之前，有些文件必须要翻译成英文，根据医疗机构的性质不同，需要的英文必备文件数量和种类也不同。

对药品管理来说，以下章节需要准备英文必备文件：

● MMU. 4/4. 1，处方管理（Prescription Management）

● MMU. 7 药物差错处理及上报（Medication Errors and Near Misses Reporting）

● IPSG. 3 高危药品管理高警示药品管理。（High Alert Medication Management）

大多数评审委员都来自美国、加拿大等英语国家，在制定英文必备文件时，一定要考虑外国人的阅读习惯，只留简单清晰的"干货"即可。

2. 临床路径或应用指南

除了规章制度以外，文件审查还包括临床路径（clinical pathway），各种临床操作流程（workflow），标准操作程序（SOP），以及临床应用指南（clinical guideline）等。制定这些文件，主要目的是为了规范医疗行为，使治疗项目达到精细化和标准化，减少治疗过程中的随意化，旨在节约医疗资源，降低治疗费用。同时，还可以加强医疗风险控制，持续提升医疗质量。

跟规章制度比起来，上述这些文件更加具体化，制定过程中，要紧贴本院的服务特点，医疗模式特点。首先思考一下在本院医疗行为中，哪些方面存在安全风险？哪些环节容易出错？通过查阅国内外文献，依托国内外临床指南，再结合本院的实际情况、服务类型，制定出符合自身特点的操作流程。这里列出一些与药物管理有关的内容可供参考：

- 围术期抗菌药物合理使用指导；
- 住院患者深静脉血栓标准筛查；
- 产科硫酸镁用于妊娠子痫的标准使用指南；
- 围手术期华法林停药－桥接标准；
- 注射用阿替普酶临床使用指南。

3. 过去 12 个月的年度总结报告以及未来的计划书，对于开业未满 1 年的医疗机构，可提供过去 4 个月的总结。

在这份文件中，既要包括对过去的总结，又要包括对未来的计划。对过去的工作总结中要包括在过去一年中药品的采购情况，药品新增或删除情况，处方干预情况，药品使用情况，药物管理使用的监测情况等。对未来的计划中要包括上一年未完成的工作，在接下来的一年如何实现；上一年中需要改进的方面，在接下来的一年怎样改进；以及预期新增业务等。

4. 过去一年的药事管理与药物治疗学委员会会议纪要

药事管理与药物治疗学委员会的会议纪要是不需要翻译成英文的。在评审时，一般是以评审员与受审者问答的形式进行，并且要求在会议纪要中找到相关内容。比如委员问，在哪次会议中，讨论了药品新增与删减的问题？结果如何？都有谁来参加此次讨论？此时受审者需拿出相关会议纪要并展示给委员看。

5. MMU 汇报及访谈

在评审时，MMU 负责人（通常是药剂科主任）需要做全面的药物管理与使用的报告。以 PPT 汇报形式，将全院药品管理做系统性汇报。通常汇报时间不宜过长，10 分钟左右，所以 PPT 页数最多 12 张。主要介绍药品管理的改进情况，介绍过去一年来的亮点工作，也可以提出一些正在改进以及即将实施的计划。

JCI 评审委员们在实际下到药剂科现场检查以前，通常会与药品管理相关人员进行预先访谈。通过访谈的形式，对医院药品管理有个大致了解。千万不要轻视访谈，对于参与访谈的人员来说，必须要做好十足准备。因为，在访谈过程中问及的问题，会在后续实地考察时，再次验证。如果有前后不一致的地方，则会被记录扣分。

参与访谈的人员通常都是药事管理与药物治疗学委员会成员，包括：主管药事的院长、药剂科主任、医务部主任、护理部代表、医生代表、检验科代表，以及院感代表等。对于药剂科分支部门比较多的医院，还要有药剂科各个重要岗位负责人参与，比如：住院药房、门（急）诊药房、临床药学等主管负责人等。

参加的人员并不是越多越好，有时，如果前期没有准备充分，当被问及某些回答不上来的问题时，反倒误事。

对药品管理的追踪评审通常是在第 2 天的下午，全程 2 小时左右。而访谈时间大约半小时左右，委员们更愿意到实地亲身体验，而不愿意坐下来听大家说。所以，访谈时，大部分问题都可以由药剂科的人员来回答。当然委员们也知道药剂科的药师们肯定对药品管理最清楚，所以，也会特别抛出一些与临床有关的问题。比如：药品是如何被传送到病区的？护士接收时，会做哪些工作？护士是怎样给药的诸如此类问题。

6. 院内允许使用的缩写词清单

在以往的评审中委员们很重视缩写词清单。在院内哪些缩写词允许使用，哪些不允许使用应该全部罗列出来，并且下发到各科室，给全体医务人员做培训。在病历书写、开具处方/医嘱时要格外注意。对于禁止使用的缩写词应严禁出现在病历中。

先明确几个概念

在解读第六版 JCI 评审标准前，需要先明确一些名词解释，有助于阅读并理解整本标准。

药物

药物是在医院的诊疗活动中非常关键的组成部分，在诊断疾病、单纯对症治疗、预防使用、彻底根治、姑息治疗等多方面发挥巨大作用。按照 MMU 的标准，药物包括：处方药、样品药、中草药制剂、维生素、营养药、非处方药、疫苗，以及用于诊断、治疗、预防疾病或其他不正常症状的诊断试剂和造影剂、放射性药品、呼吸治疗药品、肠外营养液、血液制品、静脉输液，同时包含外科用于创面的各种消毒液。

JCI 评审中，首先要明确一个概念，即在医疗机构范围内，任何一个角落里的药物，药师都负有直接或间接的管理责任。因为，JCI 评审委员不仅仅在药剂科全面检查药物的安全管理情况，还会以追踪法进行全院范围内的药物检查。

举个例子，我在早期参加 JCI 评审的时候曾经发生过这样一件事：评审委员在做医疗设施安全检查的时候，走到了员工休息区。注意，真正评审时委员们是有权打开任何一扇门和任何抽屉的。当时，委员打开了其中一个柜子，而这个柜子正是一位保洁阿姨的私人物品柜，但柜门上并没有任何标识显示私人柜。委员在柜子里发现了一盒过期的感冒药。经过调查，这盒药并不是由医院药房发出，而是这位员工从外面药店购买自用的。虽然当时负责陪评的医院领导多番解释，但评审委员还是记录在巡检记录上，并且非常郑重地说：药房有责任对员工进行用药教育，尤其过期药品的危害，并教会员工如何正确处理过期药。

药房

根据医疗机构规模不同，所在地区差异，各家医院对于药房的称呼略有不同，比如：药剂科、药学部、药局等等。在本书中统称为：药房，即 Pharmacy。

最佳药物管理

最佳药物管理应该是一个综合的体系，旨在确保药物被安全合理的使用。该系统需要多学科医务人员的协调配合，涉及药物使用的各个环节，包括：药品遴选、采购、储存、开具处方或医嘱、处方转录、处方调配、药品发放、执行给药，以及用药后监测。在每个环节合理制定工作流程，严格贯彻实施，并持续改进。尽管各国医务人员在药物管理中的角色差异很大，但是以患者安全为中心的有效药物管理流程是通用的，且应该具备循证支持，最终目的是确保药物安全合理的使用。

抗菌药物合理使用监管制度（Antibiotic Stewardship）

第六版 JCI 评审标准中新加入的内容之一就是抗菌药物的管理。在 MMU 1.1 中重点提到了 antibiotic stewardship。Stewardship 原意为管理方式或组织工作。在这里的意思可以理解为对抗菌药物的合理使用进行管理和监控。一提到管理和监控，就会涉及由谁来管？怎么管？管理/监控哪些数据？按照什么方式来管？综合这些问题，就不难发现，antibiotic stewardship 其实是一整套抗菌药物管理制度，在这个制度里，应明确组织架构、组织职能、组织成员以及各自负责的任务。

高危药品（高警示药品）（High Alert Medication）

高危药品，是 JCI 在药品安全评审中的重中之重。高危药品是 JCI 六大国际患者安全目标（IPSG）里面的第 3 个。国际患者安全目标（IPSG），在 JCI 检查中是必须达标的，JCI 评审标准里其他项目稍微有点错误只是会被委员记下来，但不一定直接导致评审失败。而涉及这六大国际患者安全目标的任何问题一旦出错，委员会立刻停止评审。可见对高危药品的管理需要格外用心。

高危药品的概念最早由美国医疗安全协会（the Institute for Safe Medication Practices，ISMP）于 2003 年提出，并且公布了最初版的高危药品目录。随后分别在 2007，2008，2012，2014，2016 年对这个目录进行更新。而我们国家对高危药品做系统性的管理相对比较滞后，2012 年中国药学会医院药学专业委员会依据美国医疗安全协会发布的高危药品目录，制定了我们国家的高危药品分级管理策略及推荐目录。该目录于 2015 年 6 月更新。同时，为避免歧义，结合管理文化以及方便对患者进行用药交代，并且遵从英文原文的语义，将"高危药品"更名为"高警示药品"。有关高危药品的具体内容请见高警示药品章节。

看似听似药（LASA）

LASA（Look alike & Sound alike），看似听似药品。按照 JCI 的要求，LASA 药品属于高危药品的范畴。详见高警示药品章节。

患者自带药及自给药

在 MMU.3.1 及 MMU.6.2 里提到了患者自带药和自给药。患者自带药是指，患者在住院期间，某些正在使用的药品是由患者或其家属从院外带入医院，而非药房调剂的药品；自给药是指患者住院期间，由患者或其家属自行保管，不需护士给药，自行服用的药品。关于患者自带药及自给药的管理，医疗机构必须建立相应的管理机制。详见 JCI 标准（第六版）MMU.3.1，MMU.6.2。

科室基数药

在 MMU 3 里面涉及科室基数药的概念，科室基数药又叫科室备药，是根据各个科室的不同需求，临时储备的药品，以方便临床医生及护士使用。科室基数药的储存，使用会在 MMU3 里面详细介绍。

急救车药品（Crash Cart Medication）

这里的急救车，是指存放在医院内各个科室，用于院内抢救的小推车。急救车里面会常规放置急救药品，急救器械，以及各种急救指南等等。在第六版 JCI 标准里，有关急救药品的管理，详见 MMU.3 及急救药品章节。

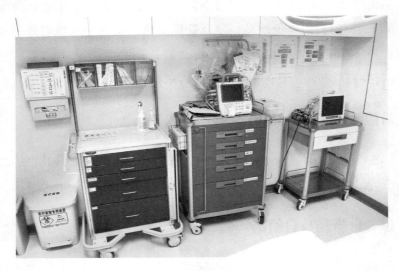

图 2-1　急救车

临界差错（Near Miss）

临界差错又叫几近过失、踪近错误、未出门差错等，各地习惯不同叫法不同。临界差错，是指那些未造成患者危害的差错，在给患者造成伤害以前被中途拦截，但其再发展下去有可能造成严重不良后果。临界差错属于不良事件（adverse event）的范畴。详见 JCI 标准（第六版）MMU. 7. 1。

患者现用药（Patient Current Medication）

即患者当下正在服用的药品。患者现用药在 MMU. 4 和 MMU. 5 中涉及，是指患者在就诊前，正在服用的药品。药师需要了解患者现用药，一方面，在审核处方时，可以更全面的审核药物相互作用；另一方面，了解患者现用药，有助于患者延续治疗，避免漏服药、多服药的发生。尤其对于老年慢性病患者具有更大的意义。

对于门诊患者，医生在问诊时，应该问及患者现用药，并在医院 HIS 系统里做记录，同时药师可以在医院 HIS 系统中查询到该记录，用于药物相互作用的审核；对于住院患者，药师所做的药物重整工作就是对患者现用药做系统的梳理，供医生下医嘱时参考，避免开重，或者漏开医嘱等。

口头医嘱（Verbal Order 或 Telephone Order）

即医生通过口头传达的方式开立，而非手写处方或者通过医院 HIS 系统开立的医嘱。口头医嘱通常都是当发生紧急抢救时，由于时间紧迫，医生无法开立医嘱，而通过口头传达的方式，先进行抢救，实施治疗，当紧急状态缓解后，再补处方或医嘱的过程。医疗机构必须对开立口头医嘱做严格的限定条件，比如，除某些特殊情况外，不得开立口头医嘱。一旦开立口头医嘱，应当执行怎样的流程？通过哪些步骤？用于避免医嘱在执行过程中出现的错误等。详见 JCI 标准（第六版）MMU. 4。

第三篇　标准解读篇

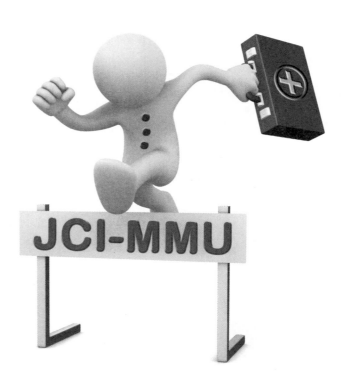

MMU. 1 组织和管理

MMU. 1 组织和管理是整个标准中的总论部分，包括 2 个评审标准和 11 个衡量要素。主要考察医疗机构药剂科的管理框架和组织机构。在第六版 JCI 标准中，新加入了抗菌药物的管理标准。要求医疗机构应制定并实施抗菌药物管理制度。

MMU. 1 评审标准英文原文：

"*Medication use in the hospital is organized to meet patient needs，complies with applicable laws and regulations，and is under the direction and supervision of licensed pharmacist or other qualified professional.* Ⓟ"

简要译文：

医院内的药品使用应符合患者需求有序管理，并遵循相关的法律法规，且在药师或其他有资质人员的指导和监督下使用。

对 MMU. 1 的含义解释：

这则标准的文字非常精炼，但所传达含义却很明显。

首先，非常明确地提出药品管理是为了符合患者需求，这也是 JCI 的精髓所在。JCI 一直非常强调以患者为中心。要求医疗机构所提供的各项服务，以及通过各种方式极力想要提高医疗水平，归根结底就是为了满足患者的需求，以确保患者的安全。

其次，要符合相关的法律法规。JCI 非常尊重各国不同的法律规定，所设立的标准很少与当地国家的法律规定相冲突。另外需要注意，当 JCI 的要求严于国家法规时，要以更严格的标准为主。

第三，在有资质的药师或其他医务人员的监督指导下方能使用药品，这点是对医院药师及其他医务人员的资质提出要求。

药品安全，是确保患者医疗安全重要的一环，必须要谨慎高效的管理。一个高效安全的药品管理体系，应贯穿药品流通与使用的各个环节，包括：

a. 药品管理计划；

b. 药品遴选和采购；

c. 药品储存；

d. 开具处方/医嘱；

e. 调剂和发药；

f. 给药；

g. 用药后监测；

h. 评价。

药品管理不仅是药学服务部门的职责，同时也是领导层及其他医务人员的责任。如何分担责任取决于医院的结构设置及人员配置。某些小型医疗机构尚未设置药房，药品则按照相关规定由临床科室自行管理，主要负责人应该是临床医生或护士。稍大一些的医疗机构已具备中心药房，则由药房来全面负责药品的安全管控。包括门诊部、住院部，以及其他科室在内的各个环节，只要有药品存在或使用的部门，都应该做到安全有效的管理药品。

全院药品管理应由一位总负责人掌管，也就是药学部门主要负责人。该主要负责人应负责医院范围内各项药学服务及药学活动的开展及统筹。

JCI 标准中并没有详细定义药学部门主要负责人的资质要求，但此人应训练有素，具备药师资格或其他资质。根据我国的《医疗机构药事管理规定》第十四条规定："二级以上医院药学部门负责人应当具有高等学校药学专业或者临床药学专业本科以上学历，及本专业高级技术职务任职资格；除诊所、卫生所、医务室、卫生保健所、卫生站以外的其他医疗机构药学部门负责人应当具有高等学校药学专业专科以上或者中等学校药学专业毕业学历，及药师以上专业技术职务任职资格。"

所以，药学部门的主要负责人资质要求应满足国家法规的相关规定。

同样，JCI 对于药事管理与药物治疗学委员会的设立，也要求符合当地国家的法律法规。即按照我国的《医疗机构药事管理规定》第七条的要求："二级以上医院应该设立药事管理与药物治疗学委员会；其他医疗机构应当成立药事管理与药物治疗学组。二级以上医院药事管理与药物治疗学委员会由具有高级技术职务任职资格的药学、临床医学、护理和医院感染管理、医疗行政管理等人员组成。成立医疗机构药事管理与药物治疗学委员会（组）的医疗机构由药学、医务、护理、医院感染、临床科室等部门负责人和具有药师、医师以上专业技术职务任职资格的人员组成。医疗机构负责人任药事管理与药物治疗学委员会（组）主任委员，药学和医务部门负责人任药事管理与药物治疗学委员会（组）副主任委员。"

医疗机构应设立药品管理的年度评审机制，以确保药品合理、有效及安全的使用。从药品遴选及采购，储存，医嘱/处方的开具，药品的调剂与发放，给药执行，用药后监测与评价几大方面全面综合的考量。通过数据收集，整理，分析，发现问题，并利用 PDCA、RCA、QCC 等方法进行持续质量改进，该年度评审可以使医院更加清晰的知晓药品在质量安全持续改进方面的需求及优先级。

MMU. 1 衡量要素

衡量要素 1. 第一份制度——药品管理计划

在 JCI 标准中，凡带Ⓟ标志的，都表示需要制定相关制度，MMU 部分的第一个制度就是药品管理计划。

药品管理计划，即 Medication Management Plan，是对医疗机构药剂科的各项工作做全方位管理的书面制度。在制定该制度时，必须要明白，一家按照 JCI 要求建立的药房，应该从哪些方面进行合理管控。良好的院内药物管理应该是一整套系统。在这套系统里，又分成多个不同的子系统，包括：

- 药品管理计划；
- 药品遴选和采购；
- 药品储存；
- 开具处方/医嘱；
- 药品调配及发药；
- 给药执行；
- 用药后监测；
- 药品回顾性评价。

每个子系统都应该制定各自的管理流程及标准，如有要求还应该建立相应的管理制度。参与管理的人员，不仅仅是药师，还有医生、护士以及领导层等其他人员。

在制定药品管理计划时，应该从较高的切入点系统性的阐述院内药品是如何管控的？包括在哪些方面需要管控？每个方面都包含哪些内容？清楚的梳理出院内药品的使用流程等内容。

衡量要素 2. 药事管理与药物治疗学委员会——医疗机构的组织结构

按照中国的《医疗机构药事管理规定》第二章第七条的规定，二级以上医院应当设立药事管理与药物治疗学委员会；其他医疗机构应当成立药事管理与药物治疗学组。凡通过 JCI 评审的医疗机构，不分一、二、三级，均需要有药事管理及药物治疗学委员会。需要设置明确的组织架构，参与成员，以及职能与责任，还应该包括委员会的会议或活动周期等内容。需要注明的是，该委员会的成员应纳入：药学、医务、护理、院感、检验、临床科室部门负责人等。由于第六版标准里新加入了抗菌药物管理内容，所以需要检验科代表出席。

衡量要素 3. 药学部门人员资质

在医院药房工作的药师，凡直接面对患者，提供发药及咨询服务的，都必须具有药师或以上资质。在药房，不同岗位需要有不同的岗位职责，岗位职责清晰明了。允许有非药师在药房工作，比如实习生、药师助理或科室秘书等，但必须有非常清楚的岗位职责界定。

在真正评审时，会有专门的一个环节审核医务人员的资质，这属于人员资质与教育（Staff Qualifications and Education，SQE）的范畴。评审委员在整个追踪审查的过程中，会遇到不同科室不同岗位的工作人员，他们会随机，或者有意的挑选出一些人来，作为 SQE 的资质审查对象。审查时会分医务人员审查和非医务人员审查，针对性的对这些员工的档案做审核。主要内容包括：员工个人简历，学历证明，医师、护士或药师专业资质证明，其他技能或资格认证的书面材料，继续教育证明，绩效考核情况等等。主要考察的是医疗机构人力资源部门对员工的管理。

一般来说，在正式医务人员资质审查的前一天，JCI 工作组会将所挑选的员工名单发给院方，第 2 天被选中的员工的直属领导会出席审查现场，接受评审委员的问询。

这里讲一个自己的例子，在 2009 年经历 JCI 评审时，我在北京和睦家启望肿瘤中心工作，那年是我第一次自己全面负责肿瘤药房的迎评，我很"幸运"被抽中，当时我的领导张海莲博士第 2 天出席了人员资质审核；到了 2016 年，那时我已经在北京明×医院药剂科任药房主任，我的一位员工被抽中，我则作为她的领导出席现场。

JCI 评审委员的评审方式完全不是走马灯式的做个样子，所以容不得半点马虎，必须认真对待。评审时，不同科室的科室主任会围坐一圈，每人手里拿着自己员工的档案，共同接受问询。委员常常会问到的问题，比如：

1. 直接从名单上抽一位员工，审查这位员工的学历证明。注意：这里的学历证明，除了学校发的学历证明复印件或学位证明复印件外，还需要有第三方证明，比如中国高等教育学生信息网（www.chsi.com.cn）上的网上证明等；对于外籍员工的学历证明，还应该有与国外大学确认函等足以证明该员工真实学历的信息。

2. 员工的绩效考核信息。该员工是否有持续不断的学习和培训，院内组织或者院外学习的记录等。领导对该员工的季度或年度评价，绩效考核表等等，晋升的书面报告，职位变动的记录，以及新职位的岗位职责等等。

3. 岗位职责。医疗机构一般都会有一份标准化岗位职责模板，该模板设计应科学合理，员工职务及岗位职责需要详细明确，应尽量写全，将员工所负责的所有职责均需要明确，可以分主要职责和次要职责，用序号标明。

2016 年，北京明×医院总共接受 5 天的 JCI 评审，在前几天的追踪审查中，委员们已经知道我们的服务内容包括住院患者药物重整（Medication Reconciliation），也了解这项工作具体内容。所以，我在出席员工资质审核时，就被问到一个问题：这位员工是否有资格做住院患者药物重整工作？我回答：是。

紧接着，评审委员就要求我在该员工的岗位职责里找到相关的描述。由于每位药师的岗位职责都是我一条一条制定，所以很快就找到了。虽然没有出什么差错，但这么仔细的问题还是让我吃了一惊。员工的岗位职责绝不能完全照搬模板，一定要个体化制定，一是能让员工清晰明白各自的职责，二是可以作为绩效考核的审查项目。

衡量要素 4. 药品年度总结报告——过去 12 个月的药物总结报告

在 MMU.1 的衡量要素 4 里明确提出，需要提供一份过去 12 个月药物管理的回顾性总结报告。通俗一点就是写一份药物管理年度总结。一般由药剂科主任亲自撰写，从六大方面总结过去 12 个月药品的管理情况。六大方面包括：药品遴选和采购、药品储存、开具处方/医嘱、药品调配及发药、给药执行、用药后监测等。可以参考科室质控指标的结果。质控指标（quality indicator），按照 JCI 的要求，质控指标分为院级和科室级两类，为了对院内安全及质量进行持续性的改进，需要设定一系列的质控指标，每月收集数据并整理上报，从数据中发现不足，以达到持续改进的目的。药房科室级质控指标可以从各个方面来收集，一般会挑选一些做得不够好的方面，设定预期目标，每月监测改进状况。

年度总结报告尽量用数字或图表来呈现。除了展示过去一年的亮点工作外，也需要呈现出哪里做得不足、尚待改进的地方，以及接下来一年的工作安排与计划。

举几个在药品遴选环节中的例子，比如：在过去 12 个月当中，经过药事管理与药物治疗学委员会的审核，处方集是否有修订？全年共增加或删除多少种药品？由于过期或破损导致药品报废多少种？这里需要注意的是，JCI 对医疗机构在成本节约上是很关注的，对于浪费也很关注。可以多报一些在成本节约上比较亮眼的数字。比如，过去 12 个月，为避免药品过期浪费，分别采取了何种措施？通过这些措施，减少药品过期浪费共多少种？通过与药品厂商协商，是否有退货行为？为医院节约了多少金额？剔除呆滞药品多少种？节约金额多少？等等。

衡量要素 5. 要符合相关的法律法规

JCI 标准全世界通用，各个国家在药品相关的法律法规或许有所不同。JCI 要求，药品管理首先要符合本国的药品管理法规及其相关政策，但如果 JCI 对药品管理的要求，严于国家法律法规时，要以更严格的标准为主。

在我国，对麻醉药品及精神药品的管理非常严格，不仅如此，我国对此类药品的管理在全世界也是最严格的，在某种程度上要严于 JCI 的要求。所以，对于这类特殊药品要严格遵守国家的相关法规。

衡量要素 6. 药物信息资源

药物信息资源，包括国家药典，国内外印刷版药学、医学参考书，国内外在线的临床信息工具，各种药学或医学期刊，各种临床指南参考等等；能够帮助药师查询药物信息的资料，并且这些资料应该是最新版本。药师在做处方审核时，当发生与医生意见相左时，可以通过查阅相关文献，或者权威网站提供的最新版临床资料作为证据支持。

MMU. 1. 1

MMU. 1. 1 评审标准英文原文：

"*The hospital develops and implements a program for the prudent use of antibiotics based on the principle of antibiotic stewardship.*"

简要译文：

医院应根据抗菌药物合理使用指导原则构建一个抗菌药物合理使用的监管制度。

对 MMU. 1. 1 含义解释:

有关抗菌药物的管理属于第六版 JCI 评审标准新增内容。这往往也是 JCI 评审时特别想要审查的部分。

1. 通过一些数据说明现阶段抗菌药物的使用情况。

由于抗菌药物的过度使用及滥用致使超级细菌的猛增，以及越来越多的耐药现象发生。根据美国疾病控制与预防中心的数据显示，耐药菌可导致每年 23 000 例死亡以及 200 万人患病。另据美国卫生保健改进研究所报道，欧洲每年有 25 000 人死于抗菌药物耐药性疾病。同时，抗菌药物耐药在中东、非洲及亚洲正在不断地增长。据估计，全球每年约有超过 700 000 死亡病例是抗菌药物耐药所致。

2. 合理使用抗菌药物的重要性。

抗菌药物的滥用，除了会增加耐药性，以及导致超级细菌的增长外，还会引发各种不良反应或并发症，包括获得性梭状芽孢菌感染、肝肾功能损伤、听力丧失、溶血性贫血及其他并发症。因此，合理正确使用抗菌药物，对于避免因使用不当所致的并发症是十分重要的。

3. 简要分析抗菌药物使用不当的因素。

耐药菌的增长有多种因素，如超长期使用抗菌药物、不合理使用广谱抗生素、已知药敏实验结果的情况下滥用广谱抗菌药物、药物选择错误、剂量错误，以及不合理使用预防用抗菌药物等等。

4. 倡议医疗机构采取措施，管控抗菌药物的合理使用。

为减少耐药菌的生长和传播，提升治疗效果，医院必须采取措施以确保抗菌药物最佳使用。严格执行抗菌药物合理使用指导原则，有助于医院为患者提供合理使用抗菌药物治疗的目标，包括正确选择药物，正确的药品剂量，正确的给药时机，以及正确的治疗疗程。

5. 抗菌药物合理使用监管内容。

抗菌药物合理使用监管项目的工作内容应包括以下要素：抗菌药物

处方数及耐药率数据跟踪，常规通报抗菌药物使用情况及耐药情况，培训临床医务人员合理使用抗菌药物。抗菌药物合理使用必须得到医院管理层的支持，医院管理层的支持包括提供足够人力、资金、循证医学资源及信息技术，以最大限度的确保其监督管理的有效实施。除了感控专家参与外，抗菌药物合理使用监管工作还应纳入医生、护士、药师、患者、实习生、家属及其他人员。

6. 抗菌药物合理使用监管项目的有效性衡量指标。

持续跟踪调查抗菌药物合理使用监管工作的有效性是衡量该制度成功与否的重要指标。可以通过收集以下数据来明确其有效性：①追踪抗菌药物不合理使用率及多重耐药菌减少的数据；②医生对抗菌药物临床指南的接受程度；③术前预防用抗菌药物的正确使用率等。抗菌药物合理使用监管制度实施成功与否，关键在于建立一个完善的监管机制，该监管机制可以体现为一个强有力的负责人、一个工作小组、一个协调委员会、一个任务小组或其他机制。

MMU. 1. 1 衡量要素

衡量要素 1. 建立抗菌药物合理使用监管制度。

首先，应该建立本医疗机构的抗菌药物合理使用制度。根据国家现行办法，以及综合查询国内外文献，制定一份书面管理制度。在这份管理制度中要明确提出抗菌药物合理使用监管的概念，规定抗菌药物管理职能及责任，工作内容等。根据国家规定的抗菌药物三级管理要求，还应包括抗菌药物处方权限设定、抗菌药物遴选原则、抗菌药物目录等。

此外，抗菌药物的合理使用与管理，不仅仅是药学部门单独的工作，需要涉及感染控制科、医生、护士、患者及其家属等各方面共同参与。除了对院内抗菌药物进行严格管理外，还包括对患者的用药教育，对社会大众的宣传科普等等。医疗机构可以在自己的官方网站，公众号等媒体上发布合理使用抗菌药物的科普文章，在院内张贴避免滥用抗菌药物的大幅海报的方式，对大众进行宣教；通过举办讲座，对院内院外人员进行培训。

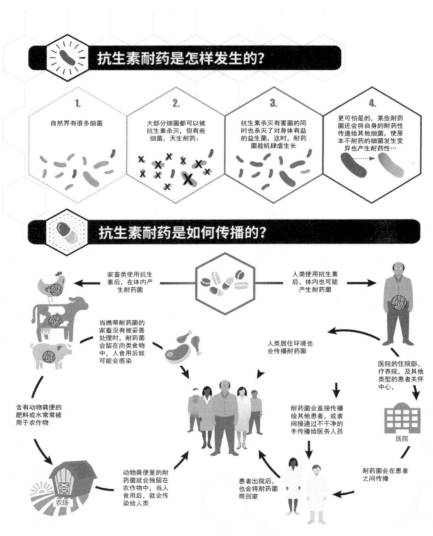

图 3-1　抗生素耐药

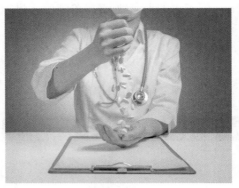

NO
AMOUNT
ANTIBIOTICS
will get rid of your
COLD

图 3-2　抗生素并不能治疗您的感冒哦！

衡量要素 2. 该制度应遵循循证医学支持，符合公认的临床实践指南，以及遵守地方法律法规。

抗菌药物合理使用监管工作应该建立在循证医学基础上，符合抗菌药物合理使用指导原则，并遵守相关法律法规。我国曾经多次官方发布关于抗菌药物合理使用的管理办法，比如 2009 年卫生部办公厅发布《关于抗菌药物临床应用管理有关问题的通知》卫办医政发〔2009〕38 号，2012 年颁布了《抗菌药物临床应用管理办法》卫生部令第 84 号。很多省市也出台了各种地方性的抗菌药物管理办法或实施细则。

衡量要素 3. 该制度中纳入抗菌药物疗法的最佳应用指南，应包括抗菌药物的预防应用。

手术前的抗菌药物预防使用在很多地方都有不规范的情况发生，比如抗菌药物选择不当，并不是依据抗菌谱选择抗生素；剂量不当；给药时机不合适等。根据医疗机构自身特点，制定一份符合本医疗机构要求的围手术期抗菌药物使用指南是很有必要的。

衡量要素 4. 完善抗菌药物应用的上层监管机制。

上层监管机制用于监督抗菌药物合理使用监管工作，包括工作是否按照预期进行，是否遇到困难？各项数据是否收集到位？对于不合理使用是否做出干预？干预措施是否有效？

衡量要素 5. 监测抗菌药物合理使用制度的有效性。

在这方面可以通过监测品质指标（Quality Indicator），通过收集数据、分析并统计结果来检测抗菌药物合理使用制度是否落实到位。

MMU. 1 组织和管理模拟问题

1. 医院内由谁负责监督管理药品使用情况？
2. 如何获取医院药品目录中的药品信息？
3. 临床医生或护士如何知晓药品供应情况？
4. 临床医生或护士如何获得药品信息？
5. 贵院是如何做好抗菌药物预防使用的？

MMU. 2 药物遴选与采购

MMU. 2 评审标准英文原文：

"*Medications for prescribing or ordering are stocked，and there is a process for medications not stocked or normally available to the hospital or for times when the pharmacy is closed.* Ⓟ"

简要译文：

医疗机构内应有常规备药用于开具处方/医嘱。应制定相应流程以解决如何获取院内未储备的药品（非常规备药），以及在药房工作时间以外如何获取药品。

对 MMU.2 的含义解释：

1. 第二份制度——药品处方集管理制度

MMU.2 标准里出现了第二个Ⓟ，意味着这里需要制定相关制度了。

MMU.2 主要考察的是药品遴选与采购。医疗机构应该根据自身特点，确立合理的药品目录及储备量，用于满足院内患者需求。药品目录的确定，应该符合医院的服务宗旨并以其提供的服务类型为基础。这份药品目录，就是医院药品处方集。包括本院所有常备药品，并且能够保证稳定供货。

虽然我国已经出台了国家处方集，但是能够根据自身特点来制定医院个体化处方集的医疗机构并不多，大多都是查询药物手册、药物字典等书籍。2016 年，我的团队用了 5 个月的时间编写了自己的中英文双语处方集（明×医院有50% 以上的外籍医生，所以需要使用双语）。在制定这份处方集的过程中，关于常备药品目录的制定，我们通过了三次药事管理与药物治疗学委员会的讨论，反复与临床医生沟通，最终达成一致。将常备药物从948 种缩减为715 种，减少 LASA 药品 12 对，淘汰同类药品10 种。这些淘汰品种大部分退回厂家，共节省费用3.7万多元。

如果认为制定处方集，仅仅是为了给临床提供一个药品清单，那就错了。医院处方集不但是为临床提供医院药品目录，更应该是规范临床用药行为，以及指导和促进临床合理用药，严格遵行医院药物管理规范的专业指导文件。院内医生及护士应人手一册，可随时查阅。在这本口袋书里，纳入了各种临床常见的与药物相关的标准操作流程；毒麻药及抗菌药物合理使用的管理制度，以及药师们通过查询各种专业文献，加班加点呕心沥血汇编出的临床用药指南。

　　每位新医生入职时，我都会给他们做至少20分钟的药物管理专项培训，主要目的就是给新来的医生灌输在JCI指导下，医院药物怎样合理管控及各项流程的大致情况。这本处方集，就是我送给每位新来的医生及护士的第一份礼物。

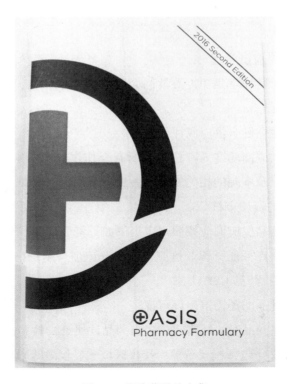

图3-3　我院药品处方集

2. 药品遴选

药品遴选是一个复杂的多部门协作的过程，既要考虑患者需求和药品安全性，又要受经济因素制约。在确定药品目录时，对于不同生产厂家生产的成分相同的药品如何选择？评估标准是什么？这些都是 JCI 委员常常问到的问题。所以，在制订药品处方集管理制度时，至少应该从以下几方面考虑：

a. 明确药品处方集的制定，修改，更新由谁负责；

b. 制定增加或删除药品的流程；

c. 确定药品处方集的更新周期需要多长时间；

d. 首营药品，也就是第一次纳入处方集的药品如何管理；

e. 如何获取非处方集药品，需要特殊采购或者临时借调的药品；

f. 如何应对药品短缺现象。

g. 其他。

3. 药品的供应链管理

药品的供应链评审是 JCI 委员们必问的项目。那么，药品的供应链应该怎样管理呢？

首先，应建立健全供应商评估体系。

通过对新供应商的准入审核及对所有合作供应商的定期评价，确保供应商符合国家及本院的相关规定，做到持续优化供应商资源。

a. 供应商的资质审核

对于新的药品供应商应按照规定提供如下资质证明：

●药品经营许可证，营业执照、税务登记证、组织机构代码证（新版已三证合一），药品 GSP 认证。

●采购保健品的还需卫生许可证。

●采购进口药品时，还需提供进口药品注册证、检验报告、通关单。

●公司授权（包括授权品种、授权区域、授权时间）。

●个人授权。

●被授权人身份证复印件正反面，授权范围（授权范围为全部产品，需提供产品报价表）、授权时间等。

●需提供质量保证协议和供销合同（全年或批次）。

●供应商为生产企业的，还需提供相关产品证件：药品注册证、药品再注册受理通知书、外包装批件、注册商标批文、质量标准、物价批文、省检报告、说明书、标签、包装盒、随批质检单，所有文件均需盖公章。

对现有供应商资质的有效性进行记录并定期审核。可以为供应商建立档案，如下表：

表3-1　供应商资质管理记录模板

编号	供货商名称	供应商资质供应商资质证明文件及有效期							推销员资质证明		
		营业执照	经营许可证	有效期	GSP	有效期	质保协议	推销员	法人委托书	推销员资质
1	×××生物医药有限公司	√	√	2020-1-19	√	2019-2-9	√	张××	√	√
2	×××医药有限公司	√	√	2018-9-10	√	2022-9-20	√	王××	√	√
3	×××医药有限公司	√	√	2019-12-19	√	2019-9-20	√	李××	√	√

b. 供应商的定期评价

对药品供应商的评价应每年1次，制定药品供应商评价表（表3-2），根据药品供应商评价的项目要求逐项打分。参与评分的部门包含药剂科、采购部、质控部等科室。

对评价分值设定为A、B、C三个级别：

●A级为优选供应商，可以优先和A级供应商合作，供应商评分在90分以上为优选合作对象；

●B级为次选供应商，在药品采购中为次选合作对象，供应商评价得分在70~90之间为B级；原则上B级供应商占供应商总数的80%左右；

• C 级为待改进供应商，可对其进行约谈，督促其对不足进行改进，若改进结果仍不满足医院要求，应取消与其合作，连续两年评价中均为 C 级的供应商直接取消合作。供应商评价得分在 70 分以下为 C 级供应商，原则上 C 级供应商占供应商总数的 10% 左右。

表 3-2　药品供应商及供应主要产品评价表

供应商名称：

主要供应产品：

评分部门	评分项	分　值	评　分	备　注
采购部	供应价格	10		
	付款周期	10		
	资质更新	5		
	退换货便捷性	20		
药房	产品质量	10		
	送货及时性	20		
	售后服务	10		
经营安全	院内巡查及医政检查符合度	15		
分值合计				
采购部评分人				
药房评分人				
质量部评分人				
评分结果				

填表说明：

1. 供应商评分共 8 项，最低分 0 分，取整数分值；

2. 在 90 以上为 A 级供应商、70～90 分为 B 级供应商、70 分以下为 C 级供应商；

3. 评分应遵循 A 级供应商占总数的 10%，B 级占总数的 80%，C 级占总数的 10% 的原则

4. 如何应对药品短缺或大范围断货的情况

由于延期发货、全国性断货或者运输过程中各种不可控因素常常导致药品供应不全。因此，必须建立一个告知机制，以通知临床医生药品短缺信息以及可替代药品。

近些年，由于医药公司供应短缺现象常常发生，药剂科负责药品采购的药师应及时掌握现有库存余量，评估预计使用量，并及时向科主任报告。药剂科应第一时间将药品短缺情况以合适的方式，如医院内网、邮件、微信群发消息、打电话等，通知到临床。临床医务人员接到药品短缺信息后，应及时调整用药方案，做好患者告知及解释工作。当更换药品时，应注意监测用药后反应，防止由于药品更换导致的潜在风险。

短缺信息发布内容应该包括：短缺药品名称，缺货原因，预计缺货持续时间，短缺期间替代药品，以及其他用药建议等。

当临床急需某种特殊药品，或者非医院常备药品时，医院应建立相应的特殊审批及采购流程，以便满足临床需求。而如果该特殊药品出现医药公司短缺情况时，药剂科应想办法从其他兄弟医院临时调拨。

同时，对于药房不能提供 24 小时服务的医疗机构，当遇到夜间用药或者非药房正常工作时间以外的药品使用时，医疗机构必须建立相应的工作流程，并培训员工应如何按照规定的流程获取所需的药品。

MMU. 2 衡量要素

衡量要素 1. 制定药品处方集

医疗机构应建立一个药品目录（通常称作处方集），纳入本院所有常备药品或能够稳定供货的常规药品。处方集可以做的简单也可以做的复杂，比较简单的做法是只列出药品名称、规格等，使医务人员了解本院到底储备哪些药品即可。如果想更完善一些，可以做成院内医务人员的药品学习手册，并可以随身携带，随时查阅。内容除了药品名称和规格外，还包括药物分类，药物常见用法用量，以附录的形式列出院内重要制度，常用的给药指南，有用的参考网站，同类药品的疗效比较，重要的用药流程等等，使药品处方集成为医务人员人手一册的药品使用工具。

衡量要素 2. 药品处方集制定要求

科学合理的制定处方集，需要符合医院的宗旨，还要符合自身服务类型的特点。广泛采纳医务人员的意见，尤其是听取开具处方的医生的意见，根据患者需求遴选药品。

另外，在药品遴选时，应当设立遴选标准，遴选标准可以从以下几方面考虑：

a. 以满足临床需求为基础，并符合疾病相关诊疗指南。

b. 选择信誉良好，口碑佳的药品生产厂商，选择市场占有率大的药品品牌。

c. 评估药品安全性，有效性，经济性，择优选用。

d. 按照"一品两规"要求，尽量减少 LASA（看似听似，Looks Alike Sounds Alike），以降低药品出错率。

e. 纳入处方集的常规品种，除特殊情况外，应保证 100% 供应。

f. 首营药品应设定至少 6 个月监测期，由药剂科进行新药评价，凡通过完整评估的药品，经药事委员会审核后方可入选医院处方集。

g. 医疗机构应每年对处方集进行 1 次评价，每 2～3 年进行 1 次更新及淘汰。

衡量要素 3. 非药房正常工作时间如何取药

这条要求是针对小型门诊型医疗机构，或者暂不提供 24 小时服务的药房。申请 JCI 评审的医疗机构类型多样，有一些小型医疗机构夜间及节假日不提供药房服务，所以，需要制定出当药房关闭时如何取药的流程，并形成书面文件，培训医务人员，以满足患者需求。

MMU. 2. 1

MMU. 2. 1 评审标准英文原文：

"There is a method for overseeing the hospital's medication list and medication use."

简要译文：

医院内药品目录及药品使用均应设立相应的监管措施。

对 MMU. 2. 1 的含义解释：

1. 药事管理与药物治疗学委员会（P&T Committee）负责药品目录和药品使用的监管。

医院应该设立药事管理与药物治疗学委员会，对药品处方集以及院内用药实施监管。同时，对处方集中新增药品及删除药品均应设定严格的标准，可以参考药品的使用率、有效性、安全性、存在风险性，以及成本核算等方面制定标准。在标准制定过程中，新增药品申请人及申请理由是两项必不可少的内容，还应该明确审批机构和审批理由。可以采用打分机制或队列比较法来确定最终结果。

2. 首营药品管理。

首营药品是指医院第一次购进的药品，不仅是指刚刚上市的新药，还包括某些医院原来已有的品种，只是换了不同品牌的药品。

对新增药品（首营药品）应设立培训机制及监测机制。比如，当决定新增某种新药，或更换药品品牌时，应对医生、护士、药师进行培训，使其掌握药品的正确使用方法。同时，药剂科对于首营药品的安全性及有效性要进行监测。合理设置监测期限以及监测项目。通过与临床医生或患者回访的方式，来收集、汇总与首营药品有关的各种信息，内容涉及药品的有效性，处方开具情况（包括给药剂量，给药途径等），以及在监测期内发生的与药品有关的任何不良事件。

根据药品的安全性，有效性，以及药品使用量及不良反应发生情况等信息，应对药品处方集进行至少每年 1 次的回顾评估。

MMU. 2. 1 衡量要素

衡量要素 1. 建立全院用药监管机制

这条要求与 MMU. 1 里建立的药品管理计划有相同之处，要求监管制度要全面合理的制定。

衡量要素 2. 处方集的评价与维护

药品处方集的评价与维护，需要由涉及医嘱开具，药品调剂，给药及用药后监测等流程的医务人员共同参与完成。也就是药事管理与药物治疗学委员会负责医院处方集的评价与维护。

在真正评审时，评审委员会查阅药事委员会的会议记录，在会议记录里面应该有关于新增/删减药品的信息，包括申请人、申请理由、批准意见等。

衡量要素 3. 新增/删除药品标准

新增药品标准，当医疗机构扩大业务范围，或者开展新医疗服务时，就会有新增药品的需求；当某一新药上市时，也会有医生建议订购。对于这种情况，应该设立新增药品标准或流程，详细制定审批步骤，以确保院内用药的合理性。

衡量要素 4. 首营药品监测

前面已经介绍首营药品的概念，对单个首营药品应至少保持一段时间的监测期。

可以制定出标准化的首营药品监测表，详细列出监测内容，通常包括：药品的有效性、安全性，不良反应发生情况，患者使用后的反馈，医生或药师对该药的了解情况等等。可以采用问卷调查的形式收集信息。分阶段进行，比如，如果检测期为 6 个月，可以在第 1、3、6 月时，分别收集数据，汇总后上报药事委员会。经过严格评估后，完全通过监测的药品方可纳入医院处方集。

衡量要素 5. 处方集的更新

按照 JCI 标准，药品处方集需要至少每年进行 1 次审核与评价，每 2～3 年进行 1 次更新或淘汰。

MMU. 2 药物遴选与采购模拟问题

1. 医生想增加某种新药，应该怎么做？
2. 医院遴选药品的原则和标准是什么？
3. 哪个部门负责审核修订医院基本药品目录？
4. 医院基本药品目录多久修订 1 次？
5. 医护人员怎样获取药品短缺信息？如何处理药品短缺问题？

MMU. 3 药物储存

MMU. 3 评审标准英文原文：

"*Medications are properly and safely stored. Ⓟ*"。

简要译文：

正确并安全的储存药品。

对 MMU. 3 含义的解释：

在 MMU. 3 评审标准中又出现了Ⓟ，也就意味着这里需要制定一份与药品储存有关的制度。

在医院范围内，任何角落里的药物，药房都负有直接或间接的管理责任。这在开篇就已经提到。所以，院内药品储存区域，无论在药剂科内或药剂科外，哪里有药品，哪里就应该有药师查核的身影。当储存在科室的基数药品由于管理不善，发生用药差错时，药师也负有连带责任。原因就是没有做好药品储存的培训，以及合理用药的宣教。所以，做好药品管理，时刻应保持全局观念和团队观念，药师需要联合医生，护士跨部门协作，才能极大的提高药品品质。

问一个极端的问题，如果在员工私人柜子里发现过期药品，这算不算药房的连带责任呢？

评审委员在实际评审时，有权打开任何一扇门，一个抽屉，或一个柜子。所以，在实际评审中，评审委员很有可能会要求打开员工的私人柜子。可能很多人会认为，这是员工私人储存的药品，无论是否过期，都是员工个人的事情，药师们管不到啊？但是，大错特错，这恰好证明了药师没有做到安全用药宣教，使医院内的工作人员对药品有效期的概念模糊不清。如果连员工都不知道如何正确处理过期药，当给患者使用时，也会缺乏药品效期的概念，从而疏忽对药品有效期的查核。

药师虽然不能做到每个员工的柜子都检查 1 遍，但可以做到全院范围内的合理用药宣教，定期举办药品安全培训，通过讲座的方式，加强员工对药品安全的理解。同时，药品安全使用的海报和标识，应该随处可见，形成一个重视药品、敬畏药品的大环境，达到"哪里有药品，哪里就有安全管理"的新格局。

根据医疗机构规模不同，药剂科内部的部门设置也会有所不同，通常包括：门诊药房、病房药房、急诊药房、药库、静脉配液中心（PIVAS）、临床药学、制剂室、药检室等，上述这些不同职能的部门均是药品的储存区域。药品储存在药剂科以外的区域包括：各临床科室基数备药区、急救车、消毒用品储存区等。

　　在 JCI 评审标准中对药品储存提出了如下要求：

　　1. 药品的冷链管理，应做到安全规范的闭环管理。一是要求建立合理规范的药品物流管理，即确保需冷藏保存的药品，从生产企业的成品库，通过药品经营企业，再到物流企业配送到医疗机构的全过程，始终控制在安全合理的冷藏环境中。二是确保这些药品在医疗机构内的储存和使用过程中，其温度始终控制在安全合理的范围内。

　　2. 药品储存条件应符合稳定性要求，包括各临床科室常备药品区域及急救车内的药品。不同种类的药品，其储存要求有所不同，应按照生产厂家的要求，合理储存药品，做好温度监控。各个临床科室基数药品，急救车内的药品，还包括住院患者日常使用的药品，均应该做好稳定性管理。

　　1）除药师以外的其他人员（医生，护士或者患者）也许对冷藏药品并不熟悉，所以在发药给科室或患者时，应该对有特殊温度要求的药品张贴特殊标签，同时做好口头交代，用于提示患者或护士注意合理保存。

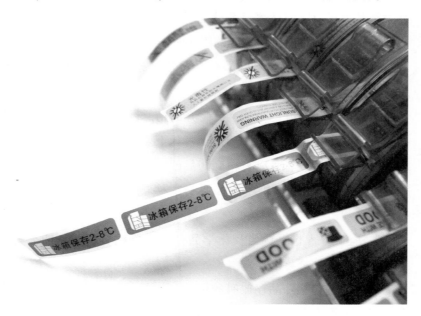

图 3-4　冷藏保存标识

2）对于药剂科内需要特殊温度储存的药品，应做到 24 小时温度监管，确保药品始终处在合理温度中，并做好温度记录。

3）对于个体化配制的药品（compounding product），常规应该 2~8℃储存，除了贴上温度提醒外，应该清晰标明配制日期以及失效日期。

3. 毒麻药品及精神药品应按相关法律法规要求，做清点查核。毒麻药品及精神类药品也是 JCI 重点检查的部分。我们国家对毒麻药品及精神药品有非常严格的管理规定，相比美国及欧洲来说，我国对毒麻药品管理更为严格。只要按照相关规定执行，就能通过检查。

有一个问题，注射用毒麻药品的废弃部分应该如何处理？

举个例子，根据患者疼痛情况，医生只开具 5mg 吗啡注射液，而每支吗啡注射液含 10mg，抽出半支后，剩下的一半怎么处理？应该如何做好记录？废弃部分应该怎样丢弃？

首先，对于精神药品、麻醉药品的实际使用剂量及废弃剂量应有明确的记录。记录精麻药品的实际使用剂量很容易做到，医生开处方的时候写清楚就可以，但是废弃剂量也不能忽略。最简单方便的做法，就是在设计精麻药品专用红色处方的版式时，应该有专门的区域记录废弃量。比如在处方背面可以有"麻醉药品使用记录"，分别记录"使用剂量"和"丢弃剂量"。

其次，除了做好记录外，被废弃的精麻药品应该如何丢弃也是有要求的。如果医疗机构已经做到了无害化下水道处理，则可以将液体直接丢弃在下水道。或者可以将精麻药品的废弃部分抽到注射器里，丢弃在医疗垃圾专用垃圾桶。注意如果有尖锐物品应放置在利器盒（sharp box）中。

4. 配制药品的原料药及化学品外包装应贴有标签，明确标注内容物，有效期及注意事项等。

药品标签包括药品存放时的标签，如贴在药柜或药架上的标签；给患者发药时贴在药品包装上的药品标签；静脉用药配液中心提供的输液标签；某些自制制剂原料药上的原始标签等。药品标签的意义，就在于使药品使用者能够清晰的识别药品，并且对于药品给谁用、怎么用、用多久等做到心知肚明。

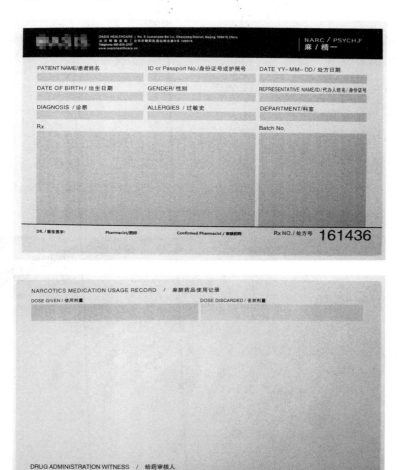

图 3-5　精神药品、麻醉药品处方

　　无论是药房发出的药品，还是由护士自行配置后的药品，都应该贴有清楚规范的标签。大多数医院药房发出的药品都会贴上标签，但是标签内容就各有特色了。一般来说，对于药品标签的内容，应该具备以下几点：

• 患者基本信息，包括姓名，病历号，出生日期。

• 药品信息，包括药品名称、规格，药品数量，给药途径，给药剂量，给药频率，使用疗程；对于注射剂还应该包括输注速度及输注时长。如果是分装药品，或者自制制剂，还需要标明批号及有效期。

• 医生姓名，发药药师姓名。

• 处方日期。

• 除此以外，药品使用的特殊注意事项，例如"冷藏 2 ~ 8℃ 保存""用前摇匀""避光保存""避免饮酒""高危药品""饭前/饭后服用"等，也应该在药品发放前做出提示。这些标签可以单独制作，而不需要占用药品标签的位置。

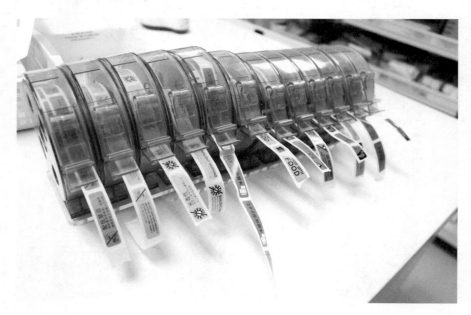

图 3-6　用药警示标签

• 已经做到扫码给药的还需要具备药品条形码。

• 标签上还应该标有医院或者药房的联系方式，以方便患者对药品有任何疑问可以随时问询。

静脉配液中心集中调配的药品标签应包括：

- 患者信息：病历号，姓名，性别，出生日期，床号。
- 病区名称。
- 药品信息：药品名称，剂量，数量，规格，用法，用量，给药途径，输注速度，配制终浓度。
- 药品的配置时间，批号，失效时间。
- 药品的配置人，复核人。
- 储存信息：是否需要避光冷藏。
- 条形码。

5. 除有特殊临床需求外，高浓度电解质严禁存储在临床科室。若存储在某临床科室，应设立安全监管机制以防错误使用。

高浓度电解质，属于高警示药品（高危药品）的一种，高警示药品管理是国际患者安全目标（IPSG）的第三项，凡涉及国际患者安全目标的内容均不可有半点疏忽。所以，在科室基数药品管理中，除特殊临床需求外，为避免使用错误，应严禁储存高浓度电解质。但对于某些科室，如急诊、ICU、NICU、手术室等，可以少量存储，但必须建立相应的清查管理制度，以规范使用。关于高警示药品，后面有专门章节讲解。

6. 医疗机构内所有储存区域的药品，包括临床科室基数药品及急救车内药品，都要做到定期检查，确保所有药品符合储存要求。

7. 医疗机构内药品储存应做到防止丢失或失窃。

MMU. 3 衡量要素

衡量要素 1. 药品储存条件应符合稳定性要求，包括各临床科室常备药品区域及急救车内的药品

稳定性要求是指药品储存区域的外在环境应确保药品性质稳定，能够保证药品的有效性及安全性。包括温湿度应符合要求，具有防潮防热的措施。按照医院配制制剂的质量管理要求：

- 常温保存的药品应保证在 10 ~ 30℃之间；

- 阴凉区域应不高于 20℃；
- 某些需要冷藏的药物，应储存在 2~8℃ 的冷藏室中；
- 库房相对湿度应在 40%~65% 之间。

按照要求应做到每日两次检测温度，并有完整记录。关于温湿度记录，评审委员会查看记录是否完整，尤其是冰箱温度管理。对于某些医院如果还要负责疫苗储存，则更应该注意。

在 2016 评审时评审委员对药房疫苗的管理非常感兴趣。评审过程中也发生了令人印象深刻的一幕，分享给大家：

我们在准备 JCI 评审的过程中，对疫苗的冷链系统进行了升级改造，对药剂科内部冰箱全面配备了冰箱电子温控系统，可以实现 24 小时冰箱温度监控，当遇到任何超温情况时，除了冰箱本身的自动报警系统外，还会有短信发送到管理员的手机中，来确保第一时间对疫苗做有效处理。

不仅如此，我们也制定了冰箱断电应急管理预案，以应对冰箱突然断电后疫苗及药品的处理方法。同时我院大约有 1/2 的疫苗都配有 VVM 码，即疫苗热敏标签。疫苗热敏标签可以自动识别环境温度，当疫苗被误放在高温环境一定时间后，热敏标签会变色。当变色到一定程度时，表示该疫苗失效，VVM 码可以更直观地指导疫苗的可用性。

在评审过程中，评审委员 Trish 对疫苗的 VVM 码表现出极大的兴趣，仔细询问了 VVM 码的使用方法与原理。

然后，她转过身对我说："是所有疫苗都已经配备了这个热敏标签吗？"

我回答说："不是，目前大概有 1/2 的疫苗配备了。"

紧接着她又问我："那其余没有配备 VVM 码的疫苗你们怎么管理的呢？"

我回答："我们有 24 小时电子温控报警系统，有任何温度异常都会有报警，同时，我还会收到短信提示；除此之外，药师们也会每日两次手动记录温度；对于没有配备 VVM 码的疫苗，我们也多次向 CDC 和疫苗厂家提出建议，希望能够配备。"

委员对我给 CDC 提出的配备 VVM 码的建议非常感兴趣，"你是怎么跟 CDC 提的建议？有没有电子邮件往来？"

其实，我们跟所属辖区疾控中心有非常密切的联系，区疾控中心牵头建立了一个包括辖区内所有预防保健科在内的大微信沟通群。这个通道一打开，使疫苗的冷链管理更加规范透明，任何问题在群里提出，区疾控中心的领导都会第一时间解答。我也曾私信与疾控中心的领导沟通关于医疗机构在改进疫苗冷链管理方面提高的问题。

当评审委员要求查看我向 CDC 提的建议时，我便拿出手机，把与 CDC 官员的对话展示给她看。在对话记录里面包括：建议扩大 VVM 码的使用覆盖面；建议提供疫苗热稳定试验报告，以帮助医疗机构对疫苗的温度耐受做到心中有数等等。

评审委员看过以后很吃惊，紧接着一连串的问题，问题细到连我最开始是怎样跟 CDC 官员做自我介绍都要详述一番。

最后，委员说："你提出建议后，有什么改变呢？"

这时，我的库管药师马上补充道："有，这两种疫苗就是后来新加的 VVM 码。"并且指给委员看。顺着库管药师手指的方向，看到了新配备 VVM 的两种疫苗。

委员转过身看着我，疑惑又赞许的目光，"你推动了政府疫苗管理制度的进步？"

"不不不，我没有……"

"但的确有新的 VVM 码，不是吗？而且是在你提出建议以后出现的……"

"可是，况且……"

　　我想要辩解，但大脑好像短路似的，已经不知道该说什么。我知道不能跟委员争辩，而且旁边有人已经开始拽我的衣角。但这么大的褒奖我是受不起的，而且，虽然我提过建议，但提建议的绝对不止我一个人。即便是后来又出新的 VVM 码，也不见得是我提的建议所起的作用。

　　我虽然一个劲儿地再解释，但后来委员握住我的手，示意我不用解释，转身对其他陪评的同事们说，"JCI 最重要的精神就是质量持续改进，寻求各种办法，确保患者安全。我体会到了你们的努力，这也体现出了 JCI 精神……"

　　当委员用极其温柔并高度赞许的目光看我的时候，我实在没有控制住，泪水已经不争气地掉了下来。也许是想到第 1 天这位评审委员刚来的时候就放出话来："我们不是来夸你们来的，我们是来找你们不足的。我们不会夸奖你们做得好的，而是会挑出你们做得不好的地方。"

　　想到前期准备的辛苦，也许是自己的努力被肯定，反正就是控制不住了。其他人，包括评审委员，大家都感动又欣喜的红了眼圈。

　　委员抱住我，拍拍我的后背，这个安慰真是胜过一切啊！

　　后来，我就有了一个外号："Cool Chain Jane"。

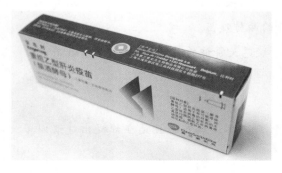 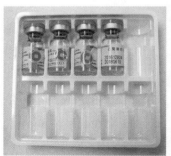

图 3-7　疫苗热敏码

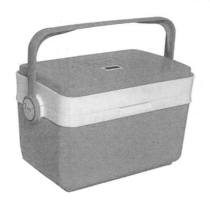

图 3-8 疫苗院内转运箱

衡量要素 2. 毒麻药品及精神药品应按相关法律法规要求，做清点查核。

毒麻药品管理是委员们查核的重点。中国关于毒麻药品及精神药品的法律法规已经非常严格，只要按照规定要求就一定能通过 JCI 委员的审核。

重点内容包括：毒麻药品是否储存在专门区域，是否配备保险柜及监控摄像头；保险柜钥匙及密码的管理是否符合要求；管理毒麻药品的药师资质管理是否规范；毒麻药品处方的管理，处方保存期限；毒麻药品出入库的登记是否完整等。

衡量要素 3. 配置药品的原料药及化学品外包装应贴有标签，明确标注内容物，有效期及注意事项等。

包括药品存放时的标签，如贴在药柜或药架上的标签；给患者发药时贴在药品包装上的药品标签；静脉用药配液中心提供的输液标签；某些自制制剂原料药上的原始标签等等。

在药品发给患者以前，在药品包装上应贴有药品标签，用于指导患者用药，标签内容应包括但不限于以下内容：

● 患者基本信息：包括姓名，病历号，出生日期。

● 药品信息：包括药品名称，规格，药品数量；给药途径，给药剂量，给药频率，使用疗程；对于注射剂还应该包括输注速度及输注时长。如果是分装药品，或者自制制剂，还需要标明批号及有效期。

- 医生姓名，发药药师姓名。

- 处方日期。

- 除此以外，药品使用的特殊注意事项，例如"冷藏 2 ~ 8℃保存""用前摇匀""避光保存""避免饮酒""高危药品""饭前/饭后服用"等，也应该在药品发放前做出提示。这些标签可以单独制作，而不需要占用药品标签的位置。

- 已经做到扫码给药的还需要具备药品条形码。

- 标签上还应该标有医院或者药房的联系方式，以方便患者对药品有任何疑问可以随时问询。

静脉配液中心集中调配的药品标签应包括：

- 患者信息：病历号，姓名，性别，出生日期，床号。

- 病区名称。

- 药品信息：药品名称，剂量，数量，规格，用法，用量，给药途径，输注速度，配制终浓度。

- 药品的配置时间、批号、失效时间。

- 药品的配置人，复核人。

- 储存信息：是否需要避光冷藏。

- 条形码。

衡量要素 4. 医疗机构内所有储存区域的药品，包括临床科室常备药品及急救车内药品，均应按院内制度要求定期核查，以确保药品的安全准确。

科室基数药的管理，是药品储存管理中的重点也是难点。由于药品储存在药剂科以外的区域，由非药师资格的人员管理，是药品管理的薄弱环节，而 JCI 委员也深知这一点。所以在评审的过程中很喜欢查看科室基数药。如何管好科室基数药品，需要药师们狠下一番功夫。

首先，科室基数药品目录的遴选。某些临床科室在制定科室基数药目录时，会更多地考虑临床使用的方便性，而忽略处方审核的重要性。要知道，任何药品在用在患者身上之前，原则上都应该经过药师的审核，由药师来发放，这会在很大程度上避免药物差错。

而对于科室基数药来说，医生开出药品医嘱后，护士直接就可以给药，缺失了药师审核这个关键步骤，这必然存在很大的安全隐患。所以，对于科室基数药品目录的遴选就需要秉承宁少勿多的原则，尽可能做到在满足临床基本需求的前提下，越少越好。对于危险性更高的药品来说，除个别科室有特殊需求外，不得存放高浓度电解质。

其次，制定严格的基数药品清查制度及请领流程。该制度的制定既要严格规范，又要易于执行。

制度中的内容至少应该包括：

1. 科室基数药品遴选标准或原则。

2. 科室基数药品日常维护项目要求。

3. 药品效期检查。

4. 请领及报损流程。

其中：基数药品的日常维护自查项目，包括：

• 药品数量及规格是否正确？

• 储存环境是否整洁？

• 药品摆放是否合理？

• 存储温度是否合格？

• 是否有非基数药品储存？

• 是否有过期或损坏药品？

科室基数药品，通常由护士进行日常维护。应当分别设定每日查核项目，每周查核项目及每月查核项目，使用统一版本的自查表。同时，药师应每月下到临床科室，对护士的自查情况进行检查，对护士进行药品维护宣教，以确保科室能够安全有效的使用药品。

最后，如果药师在核查科室基数药品的过程中发现问题，应及时与相应科室沟通，寻求解决方案，避免进一步的问题出现。

衡量要素5. 医疗机构内药品储存应做到防止丢失或失窃。

目前大部分医疗机构都已经设置门禁限制，有权限的工作人员必须通过刷卡才能进出。这就是一项防止药品丢失的好办法。同时，对于工作人员的门禁权限下放标准必须设置申请流程，即不同级别的人员拥有的门禁权限不同。

对于毒麻药的防丢防失窃需要特别注意，预防措施包括：安装摄像头、配备保险柜、专人专管等。

作为药品防偷盗的意识，其实是一个比较严肃但又很有意思的问题。我曾经就遇到过这么一个案例。我在和睦家医院工作的时候，有一位身高达 1.95 米的美国急诊科医生。有天夜班，他来药房询问药品问题。和睦家医院的药房窗口是开放式设计，没有玻璃窗的，患者可以和药师面对面交流，这也是为了体现出以患者为中心的理念。

正当我到里面取药的时候，他一脚就从窗口迈进药房来了。等我回来的时候，看他就站在药房里面着实吓了我一跳。他进来的第一句话就问我："你怎么保护你的药品不被坏人偷？"的确，药房的柜台高度还不如他的腿长，高个子的人轻轻松松就能跨进来。当一个人值班时，怎样防范偷盗行为？

还有一次，为了考验药师们对药品盗窃的防范意识，由几位领导专门组织了一次有预谋的偷窃毒麻药试验。请一位男士乔装成患者，在住院药房门口等待时机。虽然当时的住院药房安装了门禁系统，但由于人员进出非常频繁，药房大门总是虚掩状态，工作人员对此也习以为常。"盗贼"看准时机直接闯入，奔着麻醉药品二级库而去，打开抽屉，拿出药品，扭头就跑，全程动作一气呵成。有几位资深药师看出不对，追着跑了出去，而年轻药师和助理们完全一脸懵，根本不知道怎么回事。这次演习彻底的失败！

由此可见，专业技术人员比如药师，在自己的专业领域可以做得很好很出色。但在防偷盗方面确实需要加强。这个问题如果从人的方面解决不了，就需要从系统方面想想办法。比如医院各个出入口加强安保措施，各个楼层和电梯内外安装摄像头。最简单的办法，可以改进药房的门禁系统，将大门设置成自动落锁，虽然开门闭门频繁，但可以实现自动落锁。

MMU. 3. 1

MMU. 3. 1 评审标准英文原文：

"*There is a process for the management of medications and nutritional products that require special handling.* Ⓟ"。

简要译文：

对有特殊储存要求的药品及营养制剂，医院应建立相应的管理流程。Ⓟ

对 MMU. 3. 1 含义的解释：

某些类型的药品，如放射性药品、患者自带药品、样品药品，以及急救药品，需要在以下几方面多加注意：①品种遴选，②采购验收，③特殊的药品标识，④特殊的储存方法，除此以外在使用上也应该有严格的管控。

1. 放射性药品。在我国，真正的放射性药品如[131]碘，需要医疗机构取得《放射性药品使用许可证》后才能储备。按照国家对放射性药品的管理规定执行即可。而对于一般的综合型医院来说，不具备存储如[131]碘这类药品的条件，所以放射性药品通常指的是放射科常常使用的造影剂。对于造影剂来说，在储存时必须要符合说明书要求的存储环境，单独存放。同时对于造影剂的使用，需要限制处方权，通常都是放射科医生才具有处方权，并不是任何医生都可以开造影剂。另外，碘造影剂在使用前需要对患者进行评估，严格排除禁忌证。还要对患者不良反应发生风险进行评估，以及应对措施。对于高风险人群需要进行预处理，或者进行预防用药提前干预等等。

2. 在这里的"nutritional products"是指母乳，母乳添加剂，婴儿用配方粉，成人或婴儿使用的肠外营养制剂（TPN）等。对于这类营养品或制剂，需要严格制定储存及使用的管控措施。

3. 对于样品药，通常是指试验性药品，新药样品等等。某些大型综合性医院具有临床试验资格，可以进行药品临床试验研究。国家对于试验用药有非常严格的管理规范，即《药品临床试验管理规范》。该规定是对药品临床试验的受试者起到保护保障作用，也对申办者、研究者起到监督管理作用。严格按此执行即可。

4. 急救药的安全使用。如何保证急救药品不被滥用？在抢救时，急救药品的剂量如何保证准确？这部分内容，会在后面的急救药品管理章节详述。

在 MMU. 3. 1 中也出现了 ⓟ，这里要求的书面制度可以与上一章MMU. 3 合并为一份制度。在这份制度中，需要明确本章中提到的特殊药品及营养制品的特殊储存要求，如下：

a. 药品签收；

b. 辨别验货；

c. 标签标识；

d. 储存；

e. 管控和分发。

MMU. 3. 1 衡量要素

衡量要素 1. 医疗机构应制定并实施营养制剂的管理流程，包括上述a 到 e 的各项内容。

在本章要求的制度中，需要纳入营养制剂的存储管理要求，包括营养制剂的收货检查流程，标签管理办法，储存环境要求，日常管理及药品发放等等。

衡量要素 **2.** 医疗机构应制定并实施放射性药品，试验药品及相似药品（看似听似药品即 **LASA**）的管理流程，包括上述 **a ~ e** 的各项内容。

同上条一样，在制度中需要纳入放射性药品及样品药品等存储管理要求。LASA 药品属于高警示药品，应按高警示药品的存储要求管理。

衡量要素 **3.** 医疗机构应制定并实施样品药品的管理流程，包括上述 **a** 到 **e** 的各项内容。

衡量要素 **4.** 医疗机构应制定并实施患者自带药的管理流程，包括上述 **a** 到 **e** 的各项内容。

建议对于患者自带药的管理单独制定一份制度。这项内容是委员们必查项。在这份制度中，需要至少包括以下内容：①明确自带药的含义；②患者自带药的基本原则；③患者自带药如何识别；④患者自带药如何给药；⑤患者自给药的储存管理等等。

MMU. 3. 2

MMU. 3. 2 评审标准英文原文：

"*Emergency medications are available，uniformly stored，monitored，and secure when stored out of the pharmacy.* ℗"。

简要译文：

急救药品应随时可用，统一核查监管，储备充足，并保证在药房以外的临床科室存储安全。℗

对 MMU. 3. 2 的含义解释：

当患者突发紧急状况时，快速获取急救药品至关重要。任何医疗机构都应合理规划院内急救药品存放位置以及急救药品供应种类。比如，手术室内应该存放麻醉药品拮抗剂。用于急救的药品可以放置于急救柜、急救车、急救袋或者急救盒内。无论放置何处，急救药品均应按统一标准摆放，以便快速找到。具体说来，在医疗机构内的任何一部急救车内，急救药品应放置于同一抽屉，并且急救药品应按照相同的方式摆放在抽屉内。当员工取用那些不常使用的药品时，能够清楚知道它所在的位置。儿童急救车内储存的药品与成人急救车有所区别，但相同类型的急救车内药品必须统一。

为确保在需要时能获取急救药品，医疗机构应制定相应流程，以预防急救药品滥用、失窃及丢失。该流程确保急救药品被使用后、过期或损坏后应及时补充或更换。对于急救车的管理，医疗机构应处理好急救药品的可及性和安全性之间的平衡。举例来说，急救车的钥匙由专人负责保管，当需要获取急救药品时，恰巧该负责人不在，虽然做到了药品的安全性，但是可及性却没有做到。

JCI 对于急救药品的管理与国内很多医院目前的做法有很大区别。可能有些医院除了急救车内储存急救药外，还会根据科室特点，自备抢救药。以产科为例，产科会根据产妇的特殊性，日常储备急产时所需的抢救药，以预防产后大出血等突发情况。但产科所储备的抢救药品与全院统一的药品清单略有不同，如果单独给产科的急救车里配备特殊的药品，就不符合 JCI 的按统一标准管理的要求。那么，这种情况怎么办呢？可以将产科特殊需求的急救药品按照科室基数药品来管理。但需要注意的是，在药品种类的选择和数量的确定上要谨慎，避免科室基数药品过多，增加管理的难度。

MMU. 3. 2 衡量要素

衡量要素 1. 为满足急救需求，急救药品应分布在院内有需求的临床科室，以便及时获取。

对于小型医疗机构来说，急救车的使用频率会很小，急救药品利用率很低，可能需要考虑药品过期浪费的问题。为避免过期浪费，不一定每个科室都配备急救车，可以在空间距离合适的基础上，采用几个科室共享急救车的办法。举个例子，比如两个科室门对门，可以实现 2 ~ 3 分钟之内自由穿梭，当发生急救时，也不会因为距离太远而耽误治疗，就可以放置一台急救车。

衡量要素 2. 医疗机构应制定并实施全院统一的急救药品的储存，维护及预防失窃的标准流程。

在预防失窃上可以采用一次性塑料编码锁的办法，简单又高效。

衡量要素 3. 急救药品应统一监管，一旦被使用、过期或损坏时，应及时更换或补充。

药房制定一份急救药品管理方案，以规范急救药品的日常检查。急救药品一旦被使用后，应该立刻补充，定期核查过期或损坏药品，并且及时处理等等。

MMU. 3. 3

MMU. 3. 3 评审标准英文原文：

"*The hospital has a medication recall system.* Ⓟ"。

简要译文：

医疗机构应建立药品召回制度。Ⓟ

对 MMU. 3. 3 的含义解释：

本章的内容虽然不多，但需要制定两份制度：一份药品召回制度，一份药品过期、不合格药品及退货管理制度。

当药品监管部门，药品厂家或供应商提出召回药品时，医疗机构应有一个药品鉴别、回收、退还或正确销毁的流程。对近效期药品的使用及过期药品的销毁，也应该建立一整套流程，以正确处理过期药，避免报损药品再次利用。过期药品是指已经超过药品原包装上失效日期的药品。短期可用药品是指某些已经开封的药品，开封后可以在一段时间内安全有效使用。对于已开封的药品，应在药品包装上写明开封时间及失效时间，以确保员工知晓。

MMU. 3. 3 衡量要素

衡量要素 1. 医疗机构应具备药品召回制度。

衡量要素 2. 医疗机构制定并实施对使用未开封，但已失效的药品或已过期药品的管理流程。

衡量要素 3. 医疗机构制定并实施对已过期，已失效药品的销毁流程。

MMU. 3 药物储存模拟问题

1. 储存在临床科室的药品由谁来负责管理？怎样管理？

2. 临床科室常备药品的管理措施有哪些？

3. 如何管理精神麻醉类药品？

4. 如何确保药品不过期，不破损？怎样做药品效期管理？过期药品怎么处理？

5. 怎样做到药品的防盗防丢失？

6. 药品溅洒如何处理？若毒性药品溅洒，有何特殊处理措施呢？

7. 如何获取急救药品？

8. 已发出的药品可以退吗？若患者要求退药，如何处理？

9. 怎样储存如酒精、碘伏、双氧水之类的危险化学品？

10. 贵医院曾经有过药品召回吗？处理流程怎样？

MMU. 4 医嘱及医嘱转录

MMU. 4 评审标准英文原文：

"*Prescribing，ordering，and transcribing are guided by policies and proce-dures.* ℗"

简要译文：

开具处方，开立医嘱及处方转录均应建立相应的制度及标准流程。℗

对 MMU. 4 的含义解释：

在 MMU. 4 里面有一个非常重要的制度，即处方管理制度。这也是 JCI 要求的英文必备文件之一。医疗机构应制定完善的处方管理制度，用于规范处方及医嘱的开具及转录。制定处方管理制度应该由医生、护士、药师及其他医务人员共同参与，并共同负责监管制度的实施与执行。

当处方管理制度出台后，所有相关医务人员都要接受培训，保证正确开具处方及医嘱转录。由于不规范处方或医嘱会危害患者健康并且会导致延误治疗，因此，医疗机构应制定相应措施以避免不规范处方或医嘱。

患者现用药清单应记录在病历中，医生、护士及药师应能查阅该药品清单。医疗机构应制定流程用于患者入院前用药与入院后初始医嘱之间的比对。

MMU. 4 衡量要素

衡量要素 1. 医疗机构应制定并实施相关制度及流程，来规范处方及医嘱的开具及转录。

这里的制度就是处方管理制度。该制度的制定需要医生、护士、药师以及医疗行政管理部门共同参与。通常，医务部负责医生资质、处方权、调剂权的审核与发放，组织培训，考核等工作；药剂科负责药品处方/医嘱的审核，合理用药点评，为临床提供用药指导等；护理部负责护理人员资质审核，对护士正确执行医嘱进行培训等等。

衡量要素 2. 医疗机构应制定并实施管理不规范处方或医嘱的制度，包括采取措施以防重复发生。

关于不规范处方或者医嘱，应制定相应处理流程。当收到不合格处方时，药师应及时与处方医生充分沟通，经过确认后，若需对原处方进行修改，应当有医生的再次确认签字。药房应当对不合格医嘱或处方进行收集，整理及分析，并将数据定期上报药事管理与药物治疗学委员会，有些医院还需要上报质量安全委员会。

衡量要素 3. 医务人员应接受正确开具处方，医嘱及医嘱转录的培训。

当处方管理制度出台以后，通常需要进行医务人员培训，有培训记录。

衡量要素 4. 患者入院前的用药清单或门诊就诊前的用药信息应详细记录在病历中。医生或药师在需要时，可以查阅该信息。

患者现用药清单（Current Medication List）应记录在 HIS 系统中，并且保证药师能够查阅该药品清单。药师需要了解患者现用药。一方面，在审核处方时，可以更全面的审核药物相互作用；另一方面，了解患者现用药，可以与医生新开立医嘱做比对，有助于患者延续治疗，避免漏服药或多服药的发生。这对于老年慢性病患者更具意义。

衡量要素 5. **根据医疗机构相关规定，患者入院前的用药明细应与初始医嘱做比对，以避免重复用药或错误用药。**

对于门诊患者，医生在问诊时，需要问及患者现用药，并在 HIS 系统里做记录；同时药师也可以在 HIS 系统中查询到该记录，用于药物相互作用的审核；

对于住院患者，药师所做的药物重整（Medication Reconciliation）工作就是对患者现用药做系统的梳理，供医生下医嘱时参考，避免开重或者漏开医嘱等。而药物重整也体现了药物治疗的连续性及准确性。药物重整这项工作在欧美等国家已经实施了十多年，而国内起步较晚，很多医院尚未开始执行，很多药师也不明白什么是药物重整？其作用究竟是什么？其实，做好药物重整工作，不仅仅可以减少临床用药偏差，保证患者用药的连续性，还可以起到节约成本，控制医疗费用的作用。从另一方面看，药师通过做好药物重整的工作，能够更深入的参与到临床用药的决策中去，与医生共同讨论患者的治疗情况，这也是快速提升自身技能非常好的途径。

药物重整不仅仅是患者入院时需要做，当患者在院内转科诊疗时以及出院时也需要做。比如患者从急诊转到住院部，从普通病房转到 ICU，从 ICU 转回普通病房，以及从普通病房出院时，都要确保药物治疗的连续性。

我院规定药师要在患者入院 24 小时内，到患者病床前做药物重整。根据患者药物重整记录单的各项要求，一一记录患者的用药信息，比如：患者基本信息、过敏史、疾病史、家族史等。最重要的是，要记录患者现用药，包括药物名称、剂量、给药途径、给药频次等等，最后给出药师意见。这些信息记录完整后，上传到患者电子病历中，作为医生开立新医嘱时的参考。如果在药师做完药物重整以前，新医嘱已经开出来了，这时，药师就需要将患者入院前的现用药与入院后新开立的药品做比对，以避免重复用药或者错误用药。

　　在刚开始实行药物重整这项工作时，我的药师常常问我这项工作到底有多大意义？对于患者入院前的现用药，医生在第一次问诊患者时不是都已经问过了吗？有时护士在接待患者时也会问一遍，而到了药师这里的第三遍问询，岂不是有点多余？

　　其实真正做过药物重整的药师一定会发现，很多时候，药师问出来的内容，跟医生和护士问出来的有很大不同。药师们会更注重药品的剂量，用法用量，患者依从性，过敏史以及药物的相互作用，这也就是药师的思维模式。而医生或护士更关注的是药物的种类及适应证，常常会忽略药物剂量上的细微差异。经过这么多年的经验，我发现，对于慢性病患者入院前的用药，医生虽然会在患者入院后继续开出同样的药，但是剂量却多多少少有变化。虽然有些剂量的调整是根据患者病情变化决定的，但还有少部分，是由于医生对患者入院前的剂量根本不熟悉所造成的。比如，患者入院前每天服用左甲状腺素钠片 75mcg 来对抗甲减，入院后医生继续开出左甲状腺素钠片，而剂量却变成了 100mcg/d，经确认发现，医生不知道患者入院前的服药剂量，而是凭自己的临床经验开出了医嘱。如果药师前期做了药物重整，这个剂量上的变化就能够被发现了。

　　还有一种情况也需要特别注意，即当患者需要跨科室治疗时。比如当有基础慢性病患者由于外伤入院住到外科时。该患者入院前每天服用华法林 3mg，由于骨折需要紧急手术，这时作为药师应该给出怎样的建议？关于术前抗凝药物的桥接给药是否熟悉？再比如，当产科患者意外骨折需要手术时，作为药师，对孕妇术中需要使用的麻醉剂有什么建议？

MMU. 4.1 评审标准英文原文：

"*The hospital defines the elements of a complete order or prescription.* Ⓟ"

简要译文：

医院应对处方或医嘱的要素内容有明确规定。Ⓟ

对 MMU. 4.1 含义解释：

本章节出现的Ⓟ可以与 MMU. 4 合并为同一个处方管理制度，不需要单独制定新的制度。

医疗机构内处方或医嘱应该具有统一的格式，对其所涵盖的要素内容也应该有统一的规定。在处方管理制度中，应该明确院内处方的格式及要素内容，这是为了避免差异，促进患者安全所要求的。根据 JCI 的要求，一张完整合规的处方应至少包括以下几方面内容：

a. 具备患者信息，能够做到准确识别患者身份。这也是国际患者安全目标的要求之一。

b. 具备处方或医嘱所要求的所有基本要素。例如诊断信息、过敏信息、药品信息，包括药品名称、剂量、规格、用法用量、使用周期等，医生及药师签字等。

c. 关于药品名称到底使用药品通用名还是商品名需要医疗机构做出规定，JCI 对此不做特殊要求，但由于同一种药品的不同商品名众多，从安全角度来说，通常需要使用通用名。

d. 医嘱或处方中必须标明诊断信息，PRN 医嘱不仅需要标明诊断信息，还要求标明使用频次及使用条件。

举个例子：儿科住院患者常常有发热的情况，医生可以开具一个对乙酰氨基酚的 PRN 医嘱。例：对乙酰氨基酚混悬液 20mg/100ml，每次 5ml，q4 ~ 6h，PRN 当体温高于 38. 5℃时。

这份医嘱表示，当患儿体温高于 38. 5℃时，护士可以每间隔 4 ~ 6 小时给药 1 次，如果体温不超 38. 5℃则不用给药。

在这里说明一下，国内常常把 PRN 医嘱定义为临时医嘱，按照《处方管理办法》，临时医嘱的处方有效期只有 24 小时。如果严格按此规定，像上面例子中，如果患者持续发热 3 天，那么医生就需要把相同的医嘱连续重复开 3 天。无形中给医生增添了很多工作量。所以，在 JCI 的规定里，PRN 医嘱属于长期医嘱的范畴。甚至在很多国家，PRN 医嘱可以不规定使用周期。JCI 对于 PRN 医嘱的规定只是要求写明剂量，诊断，使用频次以及使用的先决条件，而不对使用周期有限制。

e. 对于某些需要按体重计算剂量的药物，处方中还需标明患者体重。

这点尤其适用于儿童用药。小于 12 岁以下的儿童要求在电子处方系统中加入体重一项，这是审核药品时必备项条件。而且要做到如果不录入患儿体重，则电子系统会自动限制医生开立新医嘱。此外，有些药物的剂量是按照体表面积计算的，这就要求不仅仅要标明体重，连身高也是需要的。这对医院的 HIS 系统就提出了较高的要求。在实际评审时，这是必查项目。

f. 对于静脉滴注的药品，处方中应标明给药速率。这点我相信很多医院都没有做到。但 JCI 对用药安全就要求这么细。医生在下医嘱时必须注明滴注时间，药师审核时要严格审核滴速，而护士执行时要严格按医嘱执行。

g. 还有其他特殊医嘱，比如激素剂量递减治疗，胰岛素按患者实时血糖监测值给药（insulin sliding scale）等，都需要医生在开具医嘱时标注清楚。在 JCI 病例审查时，这些都属于比较容易查的地方。

在处方管理制度中，也应该明确对下列情况的处理办法：

1. 对于不完整处方、不规范处方或者内容不清楚处方的处理措施及管理办法。药师在审核处方时，需要将不完整处方、不规范处方或者内容不清楚处方拣选出来，进行处方干预。药师可以直接与医生电话沟通或者当面沟通，进行处方修正。也可以通过电子系统将处方撤回，请医生直接在 HIS 系统里修改。药师所做的处方干预，都应该有完整记录，定期收集数据，进行数据统计及分析，后续应建立改进措施。

2. 看似听似（LASA）药品的管理办法。所谓看似听似药品，是指药品名称从字面上看着相似，读音也相似的药品，或者药品外包装看着相似，名称也很相似的药品。比如：阿糖胞苷与阿糖腺苷，利托君与利可君。由于其相似度高，导致容易混淆，出错率增加。所以，在实际管理中应该对这部分药品制定特殊管理规定。

　　我院将 LASA 药品列为高警示药品的范畴，在管理的严格程度上等同于高警示药品。首先，建立 LASA 药品目录。将药剂科的库存药品中属于 LASA 对子的都拣选出来。其次，在药品货架上设置专属标识"LASA"，将 LASA 药品分开摆放。可以间隔开来，也可以上下层摆放。最后，将所有 LASA 药品的照片收集装订成册，简要注明注意事项，可以作为员工培训的资料。

3. 特殊类型医嘱的管理办法。

我们先来看一下关于特殊类型医嘱，JCI 标准是怎样描述的：

Intent of MMU. 4. 1

"*special types of orders，such as emergency，standing，or automatic stop，and any elements unique to such orders.*"

如此看来，特殊类型医嘱通常包括：临时医嘱、长期医嘱，或者自动停止医嘱。以及，这些特殊类型医嘱的专属必备要素。

临时医嘱包括：ST 医嘱、口头医嘱。临时医嘱的有效期为 24 小时，且只允许执行 1 次。

在这几种特殊类型医嘱中，最使人费解的就是自动停止医嘱。所谓自动停止医嘱，其实就是当患者由于疾病的恶化或者好转，需要转至其他病区或病房时，原病区或病房的所有医嘱自动停止，转到新病区或病房后，必须重新开立新医嘱。例如：当患者从普通病房转至 ICU 时，原普通病房的所有医嘱均自动停止，当患者到了 ICU 后，医生需要根据患者病情，重新开立医嘱。这样做的目的就是为了防止患者由于发生床位变化，出现医嘱混乱不清的现象。

医疗机构必须对自动停止医嘱做出明确规定，无论在 HIS 系统中还是实际操作中，均应有明确的流程。

4. 明确口头医嘱、电话医嘱以及此类医嘱的处理流程。

口头医嘱（Verbal Order），就是医生通过口头传达的方式开立，而非手写处方或者通过 HIS 系统开立的医嘱。口头医嘱通常都是当发生紧急抢救时，由于时间紧迫，医生无法开立医嘱，而通过口头传达的方式，先进行抢救，实施治疗，当紧急状态缓解以后，再补处方或医嘱的过程。

口头医嘱的管理需要写入处方管理制度中。医疗机构必须对开立口头医嘱做严格的限定条件，比如，除某些特殊情况外，不得开立口头医嘱。同时，还要明确口头医嘱的开立流程。一旦口头医嘱开立，医生、护士以及药师应当执行怎样的流程？关于复颂、登记以及取药等都要有明确的规定，以避免医嘱在执行过程中出现的错误。

本章需要制订的处方管理制度中，应该设立明确的标准来规范全院范围内的处方或医嘱的开立及执行。这些标准体现在：①患者病历中的处方应该完整合规，符合国家及医院的相关规定；②药房应该依据完整的处方或医嘱信息进行药品调配及发放；③护士则依据完整的医嘱信息正确的执行给药。

MMU. 4. 1 衡量要素

衡量要素 1. 一份完整合规的处方或医嘱，应包括下面 a ~ g 的所有内容。

a. 具备患者信息，能够做到准确识别患者身份。这也是国际患者安全目标的要求之一。

b. 具备处方或医嘱所要求的所有基本要素。例如诊断信息，过敏信息，药品信息，包括药品名称、剂量、规格、用法用量、使用周期等等，医生及药师签字等等。

c. 关于药品名称到底使用药品通用名还是商品名需要医疗机构做出规定，JCI 对此不做特殊要求，但由于同一种药品的不同商品名众多，从安全角度来说，通常需要使用通用名。

d. 医嘱或处方中必须标明诊断信息，PRN 医嘱不仅需要标明诊断信息，还要求标明使用频次及使用条件。

e. 对于某些需要按体重计算剂量的药物，尤其是儿童用药，处方中还需标明患者体重。

f. 对于静脉滴注的药品，处方中应标明给药速率。

g. 其他特殊医嘱，比如激素剂量递减治疗，胰岛素按患者实时血糖监测值给药等，都需要医生在开具医嘱时标注清楚。

衡量要素 2. 对于不完整处方、不规范处方及内容不清晰处方应该有明确的处理流程及管理办法。

衡量要素 3. 对于特殊类型医嘱，如急诊医嘱、长期医嘱，或自动停止医嘱，应该有明确的管理办法。

衡量要素 4. 医疗机构应制定并实施标准流程用于监控药物处方及医嘱的完整性及准确性。

在处方管理制度中，必须强调处方/医嘱的完整性及准确性。

MMU. 4. 2 评审标准英文原文：

"*The hospital identifies those qualified individuals permitted to prescribe or to order medications.*"

简要译文：

医院应规定，仅被授予处方权的医生方可开具处方或医嘱。

对 MMU. 4. 2 的含义解释：

这个章节其实就是对医师处方权的授予做出解释。本章所涉及的内容，应该纳入处方管理制度中。

只有那些具有医学知识和临床技能，具备医师执照或已经获得相关认证，符合法律法规要求的人员，才能获得处方权。医疗机构有责任授予满足条件的医师处方权，并且具备资格辨识能力。同时，对某些特殊类别药品，应限定处方权，如毒麻药品、精神药品、化疗药品、放射性药品、试验性药品等。被授予处方权的医师名单应告知药房或其他药品调配人员，在相关科室留有名单备案。当发生紧急急救时，医疗机构应允许添加其他人员的处方权限。

MMU. 4. 2 衡量要素

衡量要素 1. 仅取得行医执照，符合法律法规要求并获得医院批准的医务人员才能享有处方权。

衡量要素 2. 医疗机构应制定并实施标准流程用于规范医生的处方行为。

衡量要素 3. 被授予处方权的医师名单应告知药房及相关药品调配人员。

MMU. 4. 3 评审标准英文原文：

"*Medications prescribed and administered are written in the patient's medical record.*"

简要译文：

处方及药品执行信息均应完整记录在患者病历中。

对 MMU. 4. 3 的含义解释：

处方或者医嘱应完整纳入患者的病历中，包含药品名称、剂量、用法用量及给药时间等。也包括必要时给药的药品记录。如果患者用药信息记录在专有的给药单上，该给药单应在患者出院或转院时附在病历中。例如：护士的给药记录单，或者患者病程记录单等，需完整附在病历中。

JCI委员对病历的审查可以说非常严格，而且会花大量时间用于病历审查。按照追踪法的审查方法，委员会从患者入院志开始查起，一直查到患者出院。在这个过程中，患者的诊断情况、用药情况、检查情况、生命体征变化情况、是否转过病房等，全都会被审查一遍。

举几个例子：

1. 病历中是否有护士给患者做过疼痛筛查的记录？基于何种因素给患者做的评估？

2. 如果患者有转到ICU的记录，那么在病历中是否详述患者因何原因转入ICU？该原因护士是否知晓？

3. 术后患者多长时间测一次生命体征？是否有记录？

4. 若患者出院，病历里是否记录了什么情况下患者需要回来就诊？

5. 出院时，是否有给患者做用药宣教或其他健康宣教？

6. 病历中是否有出院志？

7. 此外，病历中如有任何修改，均需要有医生的再次签名确认。

MMU. 4. 3 衡量要素

衡量要素 1. 每位患者的药品处方及医嘱应完整详细。

衡量要素 2. 任何一次给药均应详细记录。

衡量要素 3. 药品信息应记录在患者病历中，或者当患者出院或转院时以表单形式附在病历中。

MMU. 4 医嘱及医嘱转录模拟问题

1. 怎么获取新入院患者的既往用药情况？

2. 一份标准处方应包含的内容有哪些？

3. 什么情况下允许开具PRN医嘱？

4. 药师怎样获取医生处方权的情况？

MMU.5 药品调剂和发药

MMU.5 评审标准英文原文：

"Medications are prepared and dispensed in a safe and clean environment."

简要译文：

药品应在安全和整洁的环境下进行调剂和发药。

对 MMU.5 含义的解释：

药学专业技术人员应根据相关的法律法规及专业实践标准，在安全、整洁的环境下进行药品调剂和发药。

这条标准乍一听很容易做到，但其实，却是 JCI 评审时最容易挑毛病的地方。对于医疗机构在安全上的要求，可以说是 JCI 评审的核心之一。从广义上讲，安全对于医疗机构来说，包括医疗安全，环境安全，人文安全。要求医疗机构要在足够安全的场所及环境中，为患者提供服务。

我们需要用 JCI 的视角深刻理解什么是安全，整洁的环境。

1. 安全

● 是指房屋门锁门禁设备是否检验合格？是否能够做到室内物品防偷防盗？

● 科室内部电子设备是否妥善管理？各种接线板，插头是否有安全防火措施？

- 大功率的电子设备是否有特殊管理措施？
- 水池下方是否存放杂物？
- 安全出口或者安全通道标识是否清晰易辨认？是否随时处于使用状态？
- 逃生线路图是否张贴在醒目位置？
- 药品储存环境是否符合标准？是否能够做到防腐，防霉变，防过期？
- 精麻药品储存是否符合规定？入库出库是否做到完整登记？签名记录是否有漏签、错签？
- 危险化学品怎样管理？是否有防爆防火措施？危险化学品的库存量如何科学界定？
- 员工是否知晓如何应对突发事件？
- 药品洒溅怎样处理？

2. 整洁

- 药品摆放标准是什么？内服外用是否分开？
- 药品调配区多长时间清洁 1 次？是否有清洁标准？清洁记录是否完整？
- 药品调配需要符合何种标准？
- 是否建立 PIVAS？PIVAS 的操作流程是否完善？人员调配标准是什么？
- 工作区域与员工休息区是否分开？
- 食物是否随处摆放？
- 台面地面多长时间打扫 1 次？清洁标准是什么？
- 药架、货架多长时间清洁 1 次？是否有灰尘？
- 屋顶上，货架后方，冰箱后是否藏有蜘蛛网？
- 存放药品区域是否存有易滋生细菌的花盆？
- 药架上是否留有未拆除外包装的纸箱子？

关于药品的外包装箱，也就是我们常常见到的黄色纸箱子，这好像是很多 JCI 评审委员深恶痛疾的东西，原因就是这种纸箱子的中间褶皱里容易滋生虫卵。Dr. Patricia O'shea 是 2016 年 JCI 评审我院的医生组委员，在评审过后的邮件往来中，她曾发给我 1 张图片。这张图片就是某家医院的药剂科存放药品的原包装里面长满虫卵。

可能有人会说，长虫卵是跟环境温度，湿度以及脏乱程度都有关，北方干燥寒冷的地区不会存在这种情况。而且很多医院药品发放量很大，为了方便工作，有时根本做不到拆箱上架，而是直接从原包装箱里拿药。这样，架子上就会有很多开着口的大纸箱子。久而久之，就会认为这很正常了。

也许大多数人从没有见过真正的纸箱子长虫卵。但是如果我们站在 JCI 的角度来想，药品在配送搬运过程中会有很多灰尘或细菌，外包装箱就是阻挡灰尘或细菌直接接触药品的屏障。在药品进入药房前，除去外包装箱，也会将一部分灰尘或细菌阻挡在外。同时，生产外包装箱的材质，与直接接触药品的包装材质肯定是不一样的，药房范围内不留任何具有潜在污染风险的包装材料，也是为了确保药品的储存更安全。JCI 的理念就是降低安全风险，不断持续改进。真正评审时，评审委员不会因为看到一个纸箱子就让你不过，但委员们一定会提醒你，外包装箱存在安全风险。既然已经知道纸箱子有生虫卵的风险，最好就要提前想办法改正。

JCI 评审没有要求一定要建立 PIVAS，但是有提到某些特殊药品（如化疗药）的配置需要使用层流洁净台。某些大型医院已经建立了 PIVAS，但对于一些小型医院来说，建立 PIVAS 所需要的经济投入，以及后期的人员配备，维护费用都是需要考虑的。这就需要医院对 PIVAS 的成本效益做出评估，当然，如果在评审时能够做到 PIVAS 集中调配，那一定是加分项。

评审过程中，JCI 评委很有兴趣到 PIVAS 里面看看工作人员到底是怎样工作的，他们也非常有兴趣亲自试一试。这时候可以向他们展示如何正确洗手？如何更衣？PPE的穿戴顺序是什么？层流台怎样清洁？配置好的药品怎样传入传出？甚至怎样用胳膊肘开门都是他们非常注意的细节。大多数JCI的评审委员都是医生或护士出身，对于PIVAS里的实际操作药师才是真正的专家，所以在应对审查时，只要严格按照标准操作执行，只会令委员们刮目相看，对于特别专业的领域，他们大多时候是挑不出毛病的。由于各个国家都有各自的静脉用药集中调配标准，所以，PIVAS的建立只要符合当地政府要求，都能通过JCI的审核。我们国家卫生部办公厅在2010年曾经颁布的《静脉用药集中调配质量管理规范》，仔细查阅，你会发现跟美国的USP797有很多类似的地方。

还有一点要关注的是，JCI比较关注新人的培训。换句话说，什么样的人员允许在PIVAS里配置药品？前期有什么样的培训及考试？考核是一次性通过的，还是定期考核？药品配制培训及无菌操作技术培训的培训带教老师应具备什么样的资质？当完美的回答完各种问题后，委员们通常都会报以微笑表示满意，这时千万不要掉以轻心，因为刁钻的问题也通常在这个时候出现的。

2011年，我就遇到过这么一件事。当时JCI委员是来自美国的高个子医生Dr. Duphy，他对PIVAS的检查结果很满意，一路走一路听我介绍化疗药品的配置，我也很高兴地给他展示了很多我们的工作亮点。正当大家以为他对药房PIVAS的检查已经结束的时候，他发现了门口墙上有一个四方形的绿色的玻璃盒子，就好奇地问这是什么？

随行的工程部同事立刻回答："这是手动门禁装置，如果由于断电导致门禁打不开时，可以敲碎玻璃，手动开门。"紧接着Dr. Duphy就问："用什么来敲碎玻璃呢？"他转过头看着我，很明显这个问题是想听听我怎么回答。我的大脑大概有2秒钟的空白期，苦思冥想任何坚硬带尖儿的东西，当时的确药房里既没有锤子也没有榔头，只有一把圆头塑料手柄的小剪子，用这个来敲碎玻璃显然不可行。

这时大家都在想办法，眼睛也在四处寻找能用的工具，连 Dr. Duphy 也在看这小小的房间里有没有可以敲碎玻璃的工具。最后情急之下，我们想到了鞋跟。当我们说出用鞋跟来敲碎玻璃的时候，虽然引得大家都笑了，但却得到了 Dr. Duphy 的肯定。试想一下，如果真的发生地震或者火灾需要逃生时候，任何能敲碎玻璃开门的工具都有可能救命，哪还管它是什么？这其实也是 JCI 所提倡的安全意识，以及当面对突发事件时的应变能力。

本章标准里还提到，在药房以外储存及使用的药品（如科室备药），也应遵从与药房相同的安全与清洁标准。在 MMU.3 里有关科室基数药品管理部分已经提过，科室基数药由于远离药房，在药品管理上很容易出现漏洞，而 JCI 委员们也深知这一点。比如手术室内的麻醉药品管理是否跟药房同样标准？是否有每日进出库核账？废弃的麻醉药品处理是否有登记？护士是否熟悉高危药品等。

MMU.5 衡量要素

衡量要素 1. 药物应在干净、整洁、安全、功能独立区域进行调配，并配备适当的医用设备及耗材。

衡量要素 2. 药品调配及发药应符合相关法律法规，专业标准要求。

衡量要素 3. 负责配制无菌制剂或配制多剂量应用药品的员工，必须接受药品调配规范及无菌操作技术培训。

这里面有个概念叫作"multi-dose vials"简单翻译为多剂量应用药品，通常指的是注射液，一支药品可以分多次使用，或者分给多个患者使用。比如乳腺癌患者使用的曲妥珠单抗，单支药配置好后可以冰箱存放 28 天，患者根据体重计算剂量，按照治疗方案分几次用完。对于这种可以分几次用完而且价格昂贵的药品，需要清晰的标注使用量、剩余量、严格把控储存温度，确保药品在储存期内安全稳定。

MMU. 5.1 评审标准英文原文：

"*Medication prescriptions or orders are reviewed for appropriateness.* Ⓟ"

简要译文：

按要求严格审核处方或医嘱。Ⓟ

对 MMU. 5.1 的含义解释：

本章主要针对处方的审核做出解释，同时要求制定处方审核相关的制度。审核处方或医嘱是药师每天做得最多的工作，对审核处方这项内容单独设立制度，足以看出 JCI 对此的重视程度。

JCI 认为，对处方或医嘱应该做到两次审核才能达到药品安全管理的要求：

第一次全面医嘱审核

当医生刚开完处方或医嘱后，由药师或者具有资质的其他医务人员（在美国，某些州的护士也是具备处方权的，所以护士也可以审核处方。但是在中国目前只有药师负责审核处方），根据处方审核的标准操作流程，全面审核处方的合理性。

药师必须全面掌握处方适宜性审核的要求，每张新开具的处方或医嘱均应进行适宜性审核，审核内容包括：

a. 正确的药品，剂量，给药频次及给药途径。

b. 避免重复给药。

c. 是否存在过敏，或潜在过敏及其他高敏反应。

d. 是否存在或潜在药物/食物相互作用。

e. 是否违反医疗机构药品使用标准（如精麻药品特殊管理规定）。

f. 患者体重及其他生理指标（肝、肾功能，电解质水平）。

g. 是否存在其他禁忌证。

当处方剂量或其他内容发生变化时，应当进行处方的再次审核。医生开具新处方时，有发生重复用药的风险，为此，明确出处方审核的流程就很有必要了。我们国家对于处方的审核是遵循"四查十对"原则：

- 查处方：对科别，对姓名，对年龄；
- 查药品：对药名，对剂型，对规格，对数量；
- 查配伍禁忌：对药品性状，对用法用量；
- 查用药合理性：对临床诊断。

"四查十对"就明确出每张处方或医嘱的特定审核项目，严格按照这个标准执行，就能避免处方错误。我国的"四查十对"也跟 JCI 对处方审核的要求相符。

JCI 委员在真正评审时，很有可能直接坐在审方药师身边，亲眼看着药师审核处方的全过程。不要觉得奇怪，这是真的！还会一边看一边问问题哦！如果医院的 HIS 系统比较强大，对药师审核处方来说就会相对容易一些。因为药师审方时需要与药品有关的各种信息。但实际情况是，大部分医院的 HIS 系统都不那么强大，所以有很多信息，需要药师自己来查询。但无论怎样，在审方过程中以下这些信息，也是需要 HIS 系统解决的，因为这对审核处方非常重要。

1. 儿童体重信息

在患者基本信息中，年龄，出生日期这些项目通常都是必备的，但很多时候，药品剂量的计算是依赖于患儿的体重，所以，体重信息必须能显示出来，而且是实时更新的体重信息，也就是说，患者每就诊 1 次就要更新 1 次体重，永远保证最新体重信息。

2. 实验室报告

有很多医院的 LIS 系统和 HIS 系统是分开的，药师在审核处方时往往看不到患者的实验室报告，但是在抗生素使用时，需要借助患者的血常规报告，病原菌及药敏信息等，才能更合理的判断出抗菌药品处方是否合理。使用华法林的患者，当调整用药剂量时，需要根据 INR 值来判断。

另外，对于老年慢病患者的肝功能及肾功能指标也应该能查到，当药品剂量发生变化时，也需要这些信息辅助审核。

3. 怀孕及哺乳期女性的信息

千万不要指望医生在开处方的同时，会明确写出患者已怀孕或者正在哺乳等信息。甚至有的时候医生都不知道患者是否怀孕。当处方中有孕期或哺乳期禁用药物时，药师是必须要审核的。

4. 药物 - 食物相互作用

有些医院购买了一些商业软件来查药物 - 药物相互作用，但是药物与食物相互作用的软件却很难买到。而这一点也是 JCI 非常关注的。我的做法希望给大家一些借鉴。根据药房内药品的特点，把那些能与食物发生相互作用的药品列出清单。将常见的药物 - 食物相互作用归纳整理，并设计成海报印刷出来，贴在显眼的地方，使审方药师随时可查。另外，当此项工作完成后，需要做人员培训。不仅仅要培训药师，还要给病房的护士进行培训，因为在病房实际给患者喂药的是护士，所以，海报也需要张贴于各个病区或治疗室。

5. 输液药品的速率

对于住院输液患者来说，处方上还应该显示出输液的速率。某些药品对于静脉输注速率是有要求的，比如左氧氟沙星注射液。该药的滴注速度太快容易导致低血压，所以通常要求左氧氟沙星注射液的静脉滴注时间不得低于 60 ~ 90 分钟；万古霉素如果滴注过快也容易发生呼吸困难，红人综合征等不良反应，静脉滴注时间也要大于 60 分钟。

负责审核处方的工作人员应为具有相关资质的药师，上岗前必须经过培训，完全具备处方审核能力后方可作为审方药师。

JCI 要求，在任何时候，处方审核均应严格执行，包括科室基数药的使用。对于存在科室的基数药品，在使用以前，如何确保像药师一样审核处方呢？这就涉及处方的第二次审核。

可能很多药师会问，门诊药房每天工作量繁重，几百张甚至几千张处方怎么做到这么细致的审核？的确，困难是很大，但绝不是完不成的任务。

我曾经做过一个小型的处方调配工作量的调查，共随机截取了 60 张处方，在真实情况下，实时记录单张处方的审核、调配及发药时间。需要说明的是，这个真实场景是在没有自动摆药机，没有电子系统辅助审核处方的前提下，完全依靠药师自身专业素质进行的。将参与调查的药师分为 2 组，每组 3 位，分别负责处方审核，准备药品以及药品发放。其中，单张处方中最少 1 种药，最多 5 种药。我对每张处方的处方审核时间、药品准备时间，以及发药并给患者做用药指导时间分别进行详细记录。结果，平均每张处方的处方审核时间、药品准备时间，以及发药并给患者做用药指导时间分别为：22 秒，33 秒和 65 秒。其中，处理单张处方（包括处方审核、准备药品到发药给患者做用药指导）全程最短时间为 46 秒，最长为 263 秒。这样算下来，处理单张处方的平均时间只有 2 分钟。

平均 2 分钟处理一张处方比我预想的时间要少，虽然也许会高于大多数医院。也许是因为这 60 张处方中，每张处方包含 3 种药品以下的居多，含 4 种以上药品很少的缘故吧。对于那些已经配备了自动摆药机和电子辅助处方审核系统的大型医院，在处理单张处方上所花费的时间应该更少。

我工作过的两家医院都是以服务水平高而著称的高端私立医院，每个发药窗口都是药物咨询窗口，药师需要为患者详细解释处方中药品的用法用量以及注意事项，我们力求将所有与用药有关的问题都在窗口解决。由于人手有限，有时的确会很忙，为了避免出错，我们分别给药品调剂和发药设定了"三大天条"和"五大要素"。

准备药品的药师必须严格遵守"三大天条"，分别为：天条一：给正确的患者准备药品；天条二：准备正确的药品；天条三：准备正确的药品数量。"三大天条"简单理解为：确保正确的人，正确的药以及正确的药品数量。而发药药师在发药时必须严格执行的"五大要素"分别是：

要素一：必须用两种方式确认患者身份（两种方式通常为患者姓名及出生日期）；

要素二：必须与患者（或家属）确认过敏史；

要素三：必须给患者（或家属）解释药品的用法用量及注意事项；

要素四：必须告知患者（或家属）药品的有效期；

要素五：必须告知患者（或家属）药品的发放数量。

大家仔细思考不难发现，我们所设置的"三大天条"和"五大要素"，是处方调剂四查十对中的重中之重。当时间紧，任务重，不能做到四查十对时，如果能够百分之百执行"三大天条"和"五大要素"，那么发生处方错误的概率以及错误发生的严重程度都会下降很多。

第二次医嘱关键要素审核

当药品在执行给药时，需要再次审核药品（剂量、给药途径、给药速率等）与处方或医嘱的一致性。这一步大多时候是由护士或者医生来执行的。也就是真正给药前的处方审核。审核内容应该至少包括以下几种关键要素：

h. 过敏信息。

i. 致命的药物相互作用。

j. 按体重计算药物剂量。

k. 潜在的器官毒性（例如，当肾功能衰竭患者使用保钾利尿药时）。

药师在审核处方时，需要基于循证的基础做出处方适宜性的判断。这就需要用到各种参考资料和工具，无论是使用系统软件、电子工具，还是医学药学参考书，都要确保这些参考资料的权威。也要确保资料的及时更新，保持最新版本。

对于有住院部的医疗机构来说，药房通常都是 24 小时服务。所以处方的第 1 次审核通常由药师负责。如果某些医院的药房不能提供 24 小时服务，那么处方审核就应该由其他经过培训的医务人员来负责。通常应该是医生，如果是护士就需要经过处方审核的专项培训，并有培训记录。

在夜间，如有突发情况需要开立口头医嘱，医生通过电话为患者开具新医嘱时，接听电话的医务人员（护士或其他医生）应该立即记下医嘱，并复颂医嘱，然后对处方关键要素进行审核。由药师在接下来的 24 小时内再进行 1 次全面医嘱审核。

当紧急情况发生，需要立即抢救患者时，为了争分夺秒，也许做不到全面医嘱审核。但这个时候，开具医嘱的医生往往会在场全程负责给药，并亲自监控患者。在放射介入需要给予造影剂时，如果做不到全面医嘱审核，也要确保整个给药过程有专业医师在场。

为了便于医嘱审核，应记录患者所有使用过的药物。这些记录应保存在药房，或者医院信息网络上，可供医务人员随时查看。

MMU. 5. 1 衡量要素

衡量要素 1. 医疗机构应规定处方审核的特定患者信息，无论药房开放或关闭期间，这些信息应随时可查。

衡量要素 2. 除了含义中规定的例外情况，所有药物处方或医嘱，在发药以前都应由具有资质的药师或其他专业人员进行全面医嘱审核。审核内容包括上述 a ~ g。

衡量要素 3. 从事审核处方的人员应有相应的专业能力评估，以确保其有能力进行处方审核。除此之外，应为处方审核提供足够的资源支持（见 SQE. 14，ME 1）。

衡量要素 4. 当指定的专业人员不能进行全面医嘱审核时，应由经过训练的人员在首次给药前进行处方关键要素审核，包括含义中提到的 h ~ k。并由指定的专业人员在 24 小时内进行全面处方审核（见 SQE. 5 ME 4；SQE. 10 ME 3；SQE. 14 ME 1；SQE. 16 ME 1）。

衡量要素 5. 完整记录患者的用药信息有助于处方审核；这些记录应随时可查，无论药房开放或关闭（见 ACC. 3，ME 3 和 4）。

衡量要素 6. 用于核查药物相互作用的系统软件及印刷版参考资料，均应及时升级，应保持最新版本。

MMU. 5. 2 评审标准英文原文：

"A system is used to safely dispense medications in the right dose to the right patient at the right time."

简要译文：

医疗机构应有一个药品安全调剂流程，要做到在正确的时间把正确剂量的药物发给正确的患者。

对 MMU. 5. 2 含义的解释：

药品的使用变得越发复杂，用药错误是导致患者伤害的一个主要原因，但药品差错是可以避免的。采用同质化分发和给药系统有利于减少药品差错。同质化分发及给药系统可以理解为，为药品的发放及给药设立详细的标准流程，任何人都严格按标准执行，做到层层审核，多管齐下，为药品的调配及使用把好关，这样才能保证用药安全。医疗机构设定的药品安全调剂流程，不仅仅适用于药房，院内其他药品储备区域在药品调剂时同样适用。

在 MMU. 5. 2 还提到一个词："ready to administer form，或 ready to use form"，翻译成中文为"到手即可用剂型"。它是指按一定标准规格，预充（预配）好的注射液，或者分剂量的口服片剂，医生/护士拿来就可以直接用的剂型。某些"到手即可用剂型"药品可以直接从药品供应商那里采购，但大部分还需要医疗机构自行配置。JCI 建议，应尽量使用"到手即可用"的方式发放药品，以减少药品发放及给药期间发生差错的机会。"到手即可用"的给药方式在处理紧急抢救期间至关重要，在心肺复苏时，做到及时给药可以最大程度的挽救生命。

过去病房药房的作业模式是，药房按科室领药的形式打包发放药品，再由护士自行核对分发给不同患者，这种操作模式稍有不慎就极易发生给药错误。JCI 非常注重单剂量给药系统，即住院患者所用药品都应该单剂量分包装发放，单剂量药品均应贴有完整标签，用于显示药品信息。病区护士站用于存放患者药品的区域，每个患者的药品应单独摆放，不得出现几个患者药品混放的情况。也不得出现同一患者同一药品多剂量混在一起发放。简单来说，患者一日吃 3 片的药品，药师只能发 3 片（24 小时用量），不能整包装发放。

单剂量摆药，对很多医院来说做起来并不轻松。这会明显增加药师的工作量，在人手紧张的时候，很难实现。但如果想要过 JCI，这个问题必须克服。目前有很多医院已经配备了全自动摆药机，给住院患者实现单剂量摆药提供了很大的方便。

某些情况下，当药品配制和给药不是同一个人时，发生药品差错的机会会增加。因此，一旦药品离开原始包装，被复溶或分装在其他容器中，并且不是立即使用时，就必须贴有标签，包括药品名称、剂量、浓度、配制日期及时间、失效日期及时间，以及包含至少两项患者身份信息（用于患者身份确认）。在手术期间专为手术患者配制的药品，患者姓名及药品失效期可以不必标明，但术后未使用的药品应及时废弃。

MMU. 5. 2 衡量要素

衡量要素 1. 根据国家或地方法规，法律要求，医疗机构应该有一个同质化的药品调剂和发药流程。

衡量要素 2. 药品应尽量以"到手即可用"的方式发放。

衡量要素 3. 该流程保证药品的调配及时准确，确保药品发放记录完整详细。

衡量要素 4. 复溶后的药品，若不立即使用，应清楚表明药品名称、剂量及浓度，配制时间及日期，失效时间及日期，及两种患者身份信息用于确认患者身份。

MMU. 5 药品调剂和发药模拟问题

1. 怎样正确审核处方？
2. 当遇到处方/医嘱问题时，怎么处理？
3. 在预防发药错误上有何措施？
4. 高警示药品怎样调配？

MMU. 6 药品的给药执行

MMU. 6 评审标准英文原文：

"*The hospital identifies those qualified individuals permitted to administer medications.*"

简要译文：

医院应规定仅具备相关资质的人员方可执行给药。

对 MMU. 6 的含义解释：

整个 MMU 里面，只有给药这一步大部分是由护士来负责的，换句话说，JCI 对于药品管理的审查，只有给药这步是完全在药房以外的。药师对给药执行这步的监管往往也是最薄弱的。所以，在给药执行这一章节，需要护理部的共同参与。

药品执行给药，需要特殊的专业知识技能及经验，某些药物的给药，是需要前期培训，取得相关资格证书后方可执行给药，比如外周静脉植入的中心静脉导管（PICC）。护理部对于各级别的护士应确立清晰的工

— 91 —

作职责，对护士资质应做全面管理，明确其可以做什么不能做什么。对特殊专业人员所具备的专业给药知识应有记录及考核，要符合相关法律法规要求。对护士资质及专业培训证书应留有备案。

同时，JCI 规定对某些特殊药品的给药，如管控药品（毒麻药品）、放射诊断用药品或实验性药品等，应按要求根据级别不同分别给予不同的给药权限。紧急情况下，医疗机构也可以根据情况，额外授予某些人员享有给药权。

药品在执行过程中其实是最容易发现问题的。

举个例子，2016 年在我院评审时，在住院部检查的过程中，评审委员发现护士摆放利器盒（sharp box）的位置有问题。在护士给药的推车中，利器盒是直接放在台面上的，并没有固定在上面。评审委员注意到这点，并指出：如果直接放在台面上，当推车快速行驶或者不小心被绊倒时，利器盒很容易翻倒，而里面的针头就会洒落出来。这确实有可能发生，所以，我们将全院所有推车都制作了利器盒专用位置，并固定在推车上，避免了利器盒洒落的风险。

MMU. 6 衡量要素

衡量要素 1. 医疗机构通过确立岗位职责或权限流程，授予给药权限。

衡量要素 2. 只有经医疗机构批准，具有相应执照，符合法律法规要求的员工才允许给药。

衡量要素 3. 医疗机构对专业给药人员的权限下发应有相应流程。

MMU. 6. 1 评审标准英文原文：

"*Medication administration includes a process to verify the medication is correct based on the medication prescription or order.*"

简要译文：

药品执行给药应该是一个依据处方/医嘱核对药品，以及确保正确给药的过程。

对 MMU. 6.1 的含义解释：

护士在执行给药时，应对处方及药品进行全面审核，审核项目至少包括以下几项：

- 根据处方或医嘱核对药品名称；（见 MMU. 5.1）。
- 根据处方或医嘱核对给药时间及频次。
- 根据处方或医嘱核对给药剂量。
- 根据处方或医嘱核对给药途径。
- 正确识别患者身份。

以上这些项目与国内护士执行的"三查八对"有异曲同工之处。

对给药过程中的核对流程应当设定标准流程。同时，对于科室基数药的配置和发药，应按照 MMU. 5.1 的规定，由具有资质的专业人员进行药品适宜性审核。

MMU. 6.1 衡量要素

衡量要素 1. 根据处方或医嘱核对药品名称。

衡量要素 2. 根据处方或医嘱核对给药剂量。

衡量要素 3. 根据处方或医嘱核对给药途径。

衡量要素 4. 患者应被告知即将给予的药品，并允许提出任何疑问。

衡量要素 5. 药品应按处方频次要求，在规定的时间内按时给药。

衡量要素 6. 根据医嘱或处方给药，并记录在患者病历中。

MMU. 6. 2 评审标准英文原文：

"*Policies and procedures govern medications brought into the hospital for patient self-administration or as samples.* Ⓟ"

简要译文：

医院应制定相应的管理制度及流程，用于规范患者自带药及样品药。Ⓟ

对 MMU. 6. 2 的含义解释：

对全院药品使用情况进行监管，包括重要的一个环节，即患者自带药及自给药。患者自带药是指，患者在住院期间，某些正在使用的药品是由患者或其家属从院外带入医院，而非药房调剂的药品；自给药是指患者住院期间，由患者或其家属自行保管，自行服用的药品，不需护士给药。

无论是自带药还是自给药，都是药品监管过程中容易发生危险的部分。对患者自带药及自给药制定监管制度，是为了加强对这两种情况的监管，减少用药错误。

制定自带药及自给药的管理制度应从以下几方面考虑：

1. 明确自带药及自给药的定义。

2. 明确规定使用条件。

原则上应不允许患者使用自带药，医生及护士应该做好宣教。对于某些特殊情况允许使用自带药时，应做出明确规定，如经医生评估后，认为患者病情需求而本院没有且采购不到的药品。

3. 使用自带药的流程

• 在使用自带药以前，医生应进行全面评估，寻求是否有可替代的本院药品。

• 药师及医生应该对患者自带药进行查验，包括外包装，药品外观、规格、剂型、批号及有效期、批准文号等。当查验时出现问题应当不允许使用。

- 当决定使用自带药时，医生应下达医嘱，并备注"自带药"。请患者签署自带药及自给药知情同意书。

- 药师对处方/医嘱进行适宜性审核。

- 护士根据医嘱执行给药，并做好给药记录。

- 将患者自带药品收回至护士站统一管理，每个患者自带药品独立存放，并在外包装处贴上"自带药"标识

- 不允许患者私自使用自带药。当发现患者自行用药时，应立即制止。

4. 使用自给药的流程

- 制定允许患者自给药清单，该清单应越小越好。

- 对患者自行服药的能力进行评估，确定患者或其家属能够自行服药或使用药品。比如有些哮喘用的气雾剂，如果使用方法不对则会对治疗效果有很大影响。

- 医生开具医嘱，注明患者自给药。

除了患者自带药以外，对样品药的管控也需要建立相应流程，对样品药的使用应做到严格管理，全程记录。样品药，也可以理解为试验用药品。临床试验基地的大型医院需要建立试验用药管理规范。规范化标准化的管理试验用药。包括试验用药的接收、计数、分发、使用、保存等。

当遇到日本药或德国药，看不懂药名时，该怎么处理呢？在我的工作经历中，曾经遇到过为患者辨识药品的经历。因为患者来自世界各地，他们的自带药也是多种语言的。在做药物重整时，药师需要对这些药品进行辨识。医院内配备了 UPTO-DATE 和 Micromedex 等权威医学软件用于查询和辨识药品，所以对于那些自带原始包装的药品，药师们很容易查到相应成分，并快速给出建议。即便是日本语或德语的药品，也可以去请教日本医生和德国医生，并快速获取药品通用名；但有时，有些老年慢病患者往往会将每日服用的药品分装在小药盒中，一旦药品脱离原始包装，就比较难辨识了。虽然 Micromedex 有识别

药片的功能，但也仅限于辨别那些国际上比较知名的医药公司生产的且在美国上市的药品，其他国家的药品就比较难辨识了。

MMU. 6. 2 衡量要素

衡量要素 1. 医疗机构制定并实施相应的流程，以管理患者自给药。

衡量要素 2. 医疗机构制定并实施相应的流程，对由患者带入或使用的任何药品，均应做到管理、使用及记录（见 MMU. 3. 1，衡量要素 4）。

衡量要素 3. 医疗机构制定并实施相应的流程，以管控样品药的获取、管理、使用和记录（见 MMU. 3. 1，ME. 3）。

MMU. 6 药品的给药执行模拟问题

1. 如何防范食物对药物的影响？

2. 护士在给药时，如何进行双人核对？应注意哪些问题？

3. 高警示药品如何给药？应注意哪些问题？

4. 如何管理患者自带药及自备药？

MMU. 7 用药后监测

MMU. 7 评审标准英文原文：

"*Medication effects on patients are monitored.* Ⓟ"

简要译文：

医疗机构应对患者用药后的反应进行监测。Ⓟ

对 MMU. 7 的含义解释：

JCI 要求建立药品不良反应监测制度。

JCI 非常重视对患者用药后的反应进行监测。通过评估药物对患者疾病的疗效，同时监测血常规、肾功能、肝功能等，以评估该药物的不良反应。依据监测结果，按需调整药物剂量或用药类型。

药物治疗监测，包括监测各种实验室检查结果，监测患者临床症状及体征的变化等。举个例子，华法林用药期间，需要定期监测国际标准比值（INR），调整药品剂量；万古霉素用药期间需要监测患者血药浓度；慢病用药如降糖药或降压药，需要患者定期随访，以监测患者血糖及血药的稳定状况；化疗期间，需要监测患者用药后的不良反应。

用药后监测工作，需要医生、护士及药师共同负责。

药剂科负责制定药品不良反应监测制度。将那些在给药过程中或用药后需要监测的品种遴选出来，以列表的形式呈现。并对临床医生，护士及药师做相应培训。为临床提供个体化用药指导，负责收集不良反应报告。当接到临床报告时，药师应及时了解相关情况，如疑似药品不良反应，应详细记录、调查、分析、评价、处理，并做好与患者或其家属的沟通工作。药品不良反应也是异常事件的范畴，除了填写《药品不良反应报告》外，还需要上报异常事件。任何异常事件，都需要分析原因，及时进行分析总结，寻求有效的解决方案，以避免重复发生。

医生对药物治疗方案应制定相应的监测计划，并且记录在患者病历中。对那些需要检测的特殊药品，在下医嘱时需要特别注意给药速度、剂量、给药途径等，以防不良反应发生。根据药物治疗监测结果，及时评价疗效和安全性，判断是否需要调整、继续或终止药物治疗方案。如患者用药后出现不良反应，应立即处理，避免更大的风险，并持续监测后续情况。事后需上报异常事件。对于门诊及出院患者，需做好随访工作。

护士负责在药物治疗过程中监测患者临床症状及病情变化。给药后的一段时间内观察患者的反应。若发生不良反应，应立即通知医生进行处理。将详细信息记录在护理记录中。

患者初次使用的药物，必须做到严密监测。监测的目的是为了确定预期的治疗效果及过敏反应，药物相互作用，或者患者的平衡功能改变所导致跌倒风险增加等。

MMU. 7 衡量要素

衡量要素 1. 监测患者用药后反应。

衡量要素 2. 监测并记录药物不良反应。

衡量要素 3. 医疗机构应建立相应流程，对于药物不良反应应记录在病历中，并上报至医院。

衡量要素 4. 根据规定在患者病历中记录药物不良反应。

衡量要素 5. 发生药物不良反应后，应在规定的时限内上报。

MMU. 7. 1 评审标准英文原文：

"*The hospital establishes and implements a process for reporting and acting on medication errors and near misses.* Ⓟ"

简要译文：

医疗机构应制定相应流程，用于上报用药错误和临界差错，并采取行动措施。Ⓟ

对 MMU. 7. 1 的含义解释：

本章要求对医院用药差错以及药物临界差错上报制定相应制度。在这份制度中首先要明确用药差错以及药品临界差错的定义。

用药差错（medication error）是指在药物治疗过程中，由于药品使用不当，造成患者损伤的事件。用药差错事件通常是可避免的。用药差错可能发生在药品使用的任一环节，包括处方/医嘱错误，调剂错误，转录错误，给药错误，监测错误，还可能发生在药物采购及储存环节。用药差错的发生与多种因素有关，其中以医务人员的专业技术能力与操作流程的完善程度为主，还包括药品本身的因素，有效沟通，信息系统以及患者因素。临界差错（near miss）是用药差错的一部分，但尚未给患者造成伤害，属于差错未遂。

用药差错可以按照对患者损害的严重程度划分不同的级别。

表3-3 用药差错分级

级别	定 义
临界差错	因提前干预，使差错事件并没有造成患者直接伤害
无伤害	差错事件发生在患者身上，但并没有给患者造成任何伤害
轻度伤害	差错事件发生在患者身上，给患者造成了轻微的伤害，但不需要额外的处置
重度伤害	差错事件发生在患者身上，给患者造成了伤害，且需要额外的评估，治疗，观察及处置
极重度伤害	差错事件造成患者永久性伤残或功能障碍
死亡	差错事件造成患者死亡

JCI对差错事件非常重视，鼓励差错事件上报，通过差错事件上报来对症下药。医疗机构应当建立完整的异常事件的上报机制。

首先，异常事件上报应既可以书面上报，又可以口头上报；既可以实名制也可以匿名制。要充分保护上报人的权益，不泄露任何信息；可以上报给一位或多位对相关事件负责的人。

其次，建立标准化的异常事件报告表，用于系统的记录异常事件。该异常事件报告表可以在线填写，也可以下载下来填写。大力鼓励员工积极主动的上报异常事件。并有意识地给予上报人物质或精神上的奖励。

最后，当接收到异常事件报告后，需立即组织相关科室或人员对异常事件进行分析，深挖原因，寻求解决方案，从而预防日后再次发生。

所以，异常事件上报制度，不是以惩罚为目的，不能以此指责或惩罚员工，也不能放入员工档案而对员工有任何不利的用途。异常事件上报应该以解决问题，预防差错为目的。通过上报异常事件，找到现有问题的根源，进而改进操作流程，来改变现有错误的行为。根据上报事件，主动分析原因，深度挖掘主因，从而找到解决办法。从流程及制度上制订规范，彻底杜绝日后再犯，从而帮助提升医疗服务质量以及患者、家属、访客及员工的安全。

通过全员培训，在全院范围内宣传异常事件上报，使员工理解异常事件上报的重要性。使员工对差错事件的形成正确认识。并有意识的给予上报人物质或精神上的奖励。从制定质量制度到形成质量意识，一步步建立起质量文化，让全院员工树立起从心而发的主动上报意愿。

MMU. 7. 1 衡量要素

衡量要素 1. 医疗机构需明确用药差错和临界差错的定义。

衡量要素 2. 医疗机构制定并实施相应流程，用于上报用药差错及临界差错，并采取行动。

衡量要素 3. 在报告中需明确哪些需要对该事件负责的人员。

衡量要素 4. 医疗机构应利用用药差错及临界差错的上报信息，优化药品使用流程。

MMU. 7 用药后监测模拟问题

1. 如何监控患者用药后反应？

2. 当出现不良反应时，应如何处理？

3. 用药安全事件是否有上报机制？请详述具体流程。

4. 院内的临床差错，用药错误是如何管理的？

高危药品（高警示药品）

　　高危药品的概念，最早是美国医疗安全协会（the Institute for Safe Medication Practices，ISMP）在 2003 年提出，并且公布了最初版的高危药品目录。随后，分别在 2007、2008、2012、2014、2016 年对这个目录进行更新。而我们国家对高危药品做系统性的管理相对比较滞后，2012 年中国药学会医院药学专业委员会依据美国安全用药研究所发布的高危药品目录的基础上，制定了我们国家的高危药品分级管理策略及推荐目录。该目录于 2015 年 6 月更新。同时，为避免歧义，结合管理文化以及方便对患者进行用药交代，并且遵从英文原文的语义，将"高危药品"更名为"高警示药品"。

　　高警示药品管理和风险防范是医疗机构所面临的重大课题。所谓高警示药品，是指少数特定的、若使用错误会对患者造成严重伤害甚至死亡的药物。该类药品通常包括药理作用显著且迅速，容易危害人体的药品；毒性较大，治疗窗较窄的药品；不良反应严重的药品；直接进入组织或血液中，吸收快，作用迅速，且用药量大的药品；以及，在使用错误时，有很高的概率对患者造成明显危害的药品。高警示药品管理是 JCI 评审标准六大患者安全目标（IPSG）之一，也是我国卫生部患者十大安全目标之一。前面说过，凡涉及患者安全目标（IPSG）的内容，是不能有任何错误的，一旦出现差池，评审委员是可以当场停止评审的。所以，对于药品管理来说，高警示药品的管理是重中之重。

　　关于高警示药品的管理，我想用我院实际管理模式给大家做个参考。对高警示药品的管理可以分为：制定高警示药品目录，高警示药品储存管理，高警示药品医嘱管理，高警示药品处方审核及药品调剂管理，高警示药品给药管理，高警示药品用药后监测管理以及高警示药品培训与督导。

制定高警示药品安全管理制度及目录

我们先来看一下美国医疗安全协会（ISMP）关于高警示药品目录的推荐：

ISMP List of *High-Alert Medications* in Community/Ambulatory Healthcare

High-alert medications are drugs that bear a heightened risk of causing significant patient harm when they are used in error. Although mistakes may or may not be more common with these drugs, the consequences of an error are clearly more devastating to patients. We hope you will use this list to determine which medications require special safeguards to reduce the risk of errors and minimize harm.

This may include strategies like providing mandatory patient education; improving access to information about these drugs; using auxiliary labels and automated alerts; employing automated or independent double checks when necessary; and standardizing the prescribing, storage, dispensing, and administration of these products.

Classes/Categories of Medications	Specific Medications
antiretroviral agents (e.g., efavirenz, lami**VUD**ine, raltegravir, ritonavir, combination antiretroviral products)	car**BAM**azepine
chemotherapeutic agents, oral (excluding hormonal agents) (e.g., cyclophosphamide, mercaptopurine, temozolomide)	chloral hydrate liquid, for sedation of children
hypoglycemic agents, oral	heparin, including unfractionated and low molecular weight heparin
immunosuppressant agents (e.g., aza**THIO**prine, cyclo**SPORINE**, tacrolimus)	met**FORMIN**
insulin, all formulations	methotrexate, non-oncologic use
opioids, all formulations	midazolam liquid, for sedation of children
pediatric liquid medications that require measurement	propylthiouracil
pregnancy category X drugs (e.g., bosentan, **ISO**tretinoin)	warfarin

Background
Based on error reports submitted to the ISMP Medication Errors Reporting Program (ISMP MERP), reports of harmful errors in the literature, and input from practitioners and safety experts, ISMP created a list of potential high-alert medications. During June-August 2006, 463 practitioners responded to an ISMP survey designed to identify which medications were most frequently considered high-alert drugs by individuals and organizations. In 2008, the preliminary list and survey data as well as data about preventable adverse drug events from the ISMP MERP, the Pennsylvania Patient Safety Reporting System, the FDA MedWatch database, databases from participating pharmacies, public litigation data, literature review, and a small focus group of ambulatory care pharmacists and medication safety experts were evaluated as part of a research study funded by an Agency for Healthcare Research and Quality (AHRQ) grant. This list of drugs and drug categories reflects the collective thinking of all who provided input. This list was created as part of the AHRQ funded project "Using risk models to identify and prioritize outpatient high-alert medications" (Grant # 1P20HS017107-01).

www.ismp.org

图 3-9   一般门诊机构的高警示药品目录

ISMP List of *High-Alert Medications* in Long-Term Care (LTC) Settings

High-alert medications are drugs that bear a heightened risk of causing significant patient or resident harm when they are used **in error** (e.g., wrong drug, wrong dose, wrong route). Although mistakes may or may not be more common with these drugs, the consequences of an error with these medications are clearly more devastating to patients or residents. We hope you will use this list to determine which medications require special safeguards to reduce the risk of errors. This may include strategies such as standardizing the ordering, storage, preparation, and administration of these products; improving access to information about these drugs; limiting access to high-alert medications; using auxiliary labels and automated alerts; and employing redundancies such

as automated or independent double-checks when necessary. (Note: manual independent double-checks are not always the optimal error-reduction strategy and may not be practical for all of the medications on the list). Please note that long-term acute care (LTAC) facilities, and LTC facilities with subacute units or where a wide variety of intravenous medications are administered, should also use the *ISMP List of High-Alert Medications in Acute Care Settings*, which can be found at: www.ismp.org/Tools/institutionalhighAlert.asp. Facilities are also encouraged to use other resources, such as the Beers Criteria[1] and STOPP and START Criteria,[2] to identify and address medications that should be avoided in the elderly population, which are different from high-alert medications.

Classes/Categories of Medications
anticoagulants, parenteral and oral*
chemotherapeutic agents, parenteral and oral (excluding hormonal agents)
hypoglycemics, oral (including combination products with another drug)
insulins, all formulations and strengths (e.g., U-100, U-200, U-300, U-500)
parenteral nutrition preparations
opioids - parenteral, transdermal, and oral (including liquid concentrates, immediate- and sustained-release formulations, and combination products with another drug)

* including warfarin and newer agents.

Specific Medications
digoxin, parenteral and oral
EPINEPHrine, parenteral
iron dextran, parenteral
methotrexate, oral, non-oncology use **
concentrated morphine solution, oral ***

** All forms of chemotherapy are considered a class of high-alert medications. Oral methotrexate for non-oncology purposes has been singled out for special emphasis to bring attention to the need for distinct strategies to prevent wrong frequency errors that occur with this drug when used for non-oncology purposes that can result in death.

*** All forms of opioids are considered a class of high-alert medications. Concentrated morphine solution has been singled out for special emphasis to bring attention to the need for distinct strategies to prevent wrong frequency errors that occur with this drug that can result in death.

Background
Based on error reports submitted to the ISMP National Medication Errors Reporting Program, reports of harmful errors in the literature, and input from practitioners and safety experts, ISMP created and will periodically update a list of potential high-alert medications in the long-term care setting. During March 2016, practitioners from LTC facilities responded to an ISMP survey designed to identify which medications were most frequently considered high-alert medications in this setting. Further, to assure relevance and completeness, the clinical staff at ISMP, members of our LTC Advisory Board, and safety experts throughout the US were asked to review the potential list. This list of specific medications and medication classes/categories reflects the collective thinking of all who provided input.

REFERENCES

1) American Geriatrics Society 2015 Beers Criteria Update Expert Panel. American Geriatrics Society 2015 Updated Beers Criteria for Potentially Inappropriate Medication Use in Older Adults. *J Am Geriatr Soc.* 2015;63(11):2227–46. www.ismp.org/sc?id=1752

2) PL Detail - Document, STARTing and STOPPing medications in the elderly. *Pharmacist's Letter/Prescriber's Letter.* September 2011. www.ismp.org/sc?id=1753

图 3-10 慢病患者长期照护机构的高警示药品目录

Institute for Safe Medication Practices (ISMP)

ISMP List of *High-Alert Medications in Acute Care Settings*

High-alert medications are drugs that bear a heightened risk of causing significant patient harm when they are used in error. Although mistakes may or may not be more common with these drugs, the consequences of an error are clearly more devastating to patients. We hope you will use this list to determine which medications require special safeguards to reduce the risk of errors. This may include strategies such as standardizing the ordering, storage, preparation, and administration of these products; improving access to information about these drugs; limiting access to high-alert medications; using auxiliary labels and automated alerts; and employing redundancies such as automated or independent double-checks when necessary. (Note: manual independent double-checks are not always the optimal error-reduction strategy and may not be practical for all of the medications on the list.)

Classes/Categories of Medications
adrenergic agonists, IV (e.g., EPINEPHrine, phenylephrine, norepinephrine)
adrenergic antagonists, IV (e.g., propranolol, metoprolol, labetalol)
anesthetic agents, general, inhaled and IV (e.g., propofol, ketamine)
antiarrhythmics, IV (e.g., lidocaine, amiodarone)
antithrombotic agents, including: ■ anticoagulants (e.g., warfarin, low molecular weight heparin, IV unfractionated heparin) ■ Factor Xa inhibitors (e.g., fondaparinux, apixaban, rivaroxaban) ■ direct thrombin inhibitors (e.g., argatroban, bivalirudin, dabigatran etexilate) ■ thrombolytics (e.g., alteplase, reteplase, tenecteplase) ■ glycoprotein IIb/IIIa inhibitors (e.g., eptifibatide)
cardioplegic solutions
chemotherapeutic agents, parenteral and oral
dextrose, hypertonic, 20% or greater
dialysis solutions, peritoneal and hemodialysis
epidural or intrathecal medications
hypoglycemics, oral
inotropic medications, IV (e.g., digoxin, milrinone)
insulin, subcutaneous and IV
liposomal forms of drugs (e.g., liposomal amphotericin B) and conventional counterparts (e.g., amphotericin B desoxycholate)
moderate sedation agents, IV (e.g., dexmedetomidine, midazolam)
moderate sedation agents, oral, for children (e.g., chloral hydrate)
narcotics/opioids ■ IV ■ transdermal ■ oral (including liquid concentrates, immediate and sustained-release formulations)
neuromuscular blocking agents (e.g., succinylcholine, rocuronium, vecuronium)
parenteral nutrition preparations
radiocontrast agents, IV
sterile water for injection, inhalation, and irrigation (excluding pour bottles) in containers of 100 mL or more
sodium chloride for injection, hypertonic, greater than 0.9% concentration

Specific Medications
EPINEPHrine, subcutaneous
epoprostenol (Flolan), IV
insulin U-500 (special emphasis)*
magnesium sulfate injection
methotrexate, oral, non-oncologic use
opium tincture
oxytocin, IV
nitroprusside sodium for injection
potassium chloride for injection concentrate
potassium phosphates injection
promethazine, IV
vasopressin, IV or intraosseous

*All forms of insulin, subcutaneous and IV, are considered a class of high-alert medications. Insulin U-500 has been singled out for special emphasis to bring attention to the need for distinct strategies to prevent the types of errors that occur with this concentrated form of insulin.

Background
Based on error reports submitted to the ISMP National Medication Errors Reporting Program, reports of harmful errors in the literature, studies that identify the drugs most often involved in harmful errors, and input from practitioners and safety experts, ISMP created and periodically updates a list of potential high-alert medications. During May and June 2014, practitioners responded to an ISMP survey designed to identify which medications were most frequently considered high-alert drugs by individuals and organizations. Further, to assure relevance and completeness, the clinical staff at ISMP, members of the ISMP advisory board, and safety experts throughout the US were asked to review the potential list. This list of drugs and drug categories reflects the collective thinking of all who provided input.

© ISMP 2014. Permission is granted to reproduce material with proper attribution for internal use within healthcare organizations. Other reproduction is prohibited without written permission from ISMP. Report actual and potential medication errors to the ISMP National Medication Errors Reporting Program (ISMP MERP) via the website (www.ismp.org) or by calling 1-800-FAIL-SAF(E).

图 3-11　急诊医疗机构的高警示药品目录

ISMP 根据医疗机构的性质不同，分别制定了三份高警示药品目录。再来看中国药学会医院药学专业委员会在 2015 年发布的高警示药品目录为：

表3-4　我国高警示药品推荐目录 2015 版（按汉语拼音字母排序）

编号	名称	
药品种类（未加备注的系美国 ISMP 高警示药品目录）		备注
1	100ml 或更大体积的灭菌注射用水（供注射、吸入或冲洗用）	
2	茶碱类药物，静脉途径	新遴选列入
3	肠外营养制剂	
4	非肠道和口服化疗药	
5	腹膜和血液透析液	
6	高渗葡萄糖注射液(20%或以上)	
7	抗心律失常药，静脉注射(如胺碘酮、利多卡因)	
8	抗血栓药（包括抗凝药物、Xa 因子拮抗剂、直接凝血酶抑制剂和糖蛋白 IIb / IIIa 抑制剂）	
9	口服降糖药	
10	氯化钠注射液（高渗，浓度＞0.9%）	
11	麻醉药，普通、吸入或静脉用(如丙泊酚)	
12	强心药，静脉注射(如米力农)	
13	神经肌肉阻断剂（如琥珀酰胆碱，罗库溴铵，维库溴铵）	
14	肾上腺素受体激动药，静脉注射(如肾上腺素)	
15	肾上腺素受体拮抗药，静脉注射(如普萘洛尔)	
16	小儿用口服的中度镇静药 (如水合氯醛)	
17	心脏停搏液	
18	胰岛素，皮下或静脉注射	
19	硬膜外或鞘内注射药	
20	对育龄人群有生殖毒性的药品，如阿维 A 胶囊、异维 A 酸片等	新遴选列入
21	造影剂，静脉注射	
22	镇痛药/阿片类药物，静脉注射，经皮及口服（包括液体浓缩物，速释和缓释制剂）	
23	脂质体的药物(如两性霉素 B 脂质体)和传统的同类药物(例如两性霉素 B 去氧胆酸盐)	
24	中度镇静药，静脉注射(如咪达唑仑)	
药品品种（未加备注的系美国 ISMP 高警示药品目录）		备注
1	阿片酊	
2	阿托品注射液（规格 5mg/ml）	新遴选列入
3	高锰酸钾外用制剂	新遴选列入

编号	名称	
4	加压素，静脉注射或骨内	
5	甲氨蝶呤（口服，非肿瘤用途）	
6	硫酸镁注射液	
7	浓氯化钾注射液	
8	凝血酶冻干粉	新遴选列入
9	肾上腺素，皮下注射	
10	缩宫素，静脉注射	
11	硝普钠注射液	
12	依前列醇，静脉注射	
13	异丙嗪，静脉注射	
14	注射用三氧化二砷	新遴选列入

附注：

1. 基于遵从英文原文（High-Alert Medications）语义、切合管理文化以及方便对患者进行用药交代、避免歧义等多方面考虑，对于在我国近年沿用的"高危药品"，更名为"高警示药品"。

2. 通过由全国 23 家医疗机构医务人员参与的**"高警示药品目录遴选调研项目"**，借鉴美国用药安全研究所（ISMP）高警示药品目录，同时结合我国国情，增加了对育龄人群有生殖毒性的药品（如阿维 A 等）、静脉途径给药的茶碱类两类及阿托品注射液（5mg/ml）、高锰酸钾外用制剂、凝血酶冻干粉和注射用三氧化二砷四种药品。

3. 中国药学会医院药学专业委员会用药安全专家组正在研究拟定高警示药品分级管理目录以及管理 SOP，相关结果将会适时发布。

4. 关于中药饮片和中成药的高警示目录，相关学会正在组织研究中。

这份目录已经是在 2012 版本上做了很多精简。但对于一家综合性医院来说，如果完全遵照这份目录，那么，高警示药品数量将多达几百种。举个例子，在这份目录中，将口服降糖药列为高警示药品。糖尿病的发病机制至少有 8 种，每种机制都有相对应的治疗药物。目前，不同厂家、不同商品名的降糖药种类繁多，每种作用机制的药品都在 3 种以上。慢性病患者中，糖尿病患者占相当大的比重，故此，降糖药的使用数量及频率都相当广泛。既然将高警示药品单独列出，就应该相比普通药品来说，更加严格管理。一家综合医院常规储存降糖药应该在 7 ~ 8 种以上，这么庞大的药品数量，如何做到严格管理而不出错？

经过我院医院药事管理与药物治疗学委员会讨论后，将高警示药品按照"三高"分类：

表 3 – 5　北京明德医院高警示药品分类

分　类	含　义	举　例	数量
高风险 （致死/残）	治疗窗窄，稍有不慎就会致死，或严重伤害	华法林，多巴胺	12
高浓度电解质	——	10% NaCl，15% KCl	6
高风险犯错	容易混淆，易出错或曾经发生过差错	LASA（看似听似）	58

第一类，高风险（致死/残）药品。简单来说，这类药品是指治疗窗相对比较窄，稍有使用不慎就会造成患者死亡或者给患者造成严重伤害的药品。比如华法林、多巴胺等等。此类药品在我院共有 12 种。

第二类，高浓度电解质。实际上高浓度电解质是可以归类为高风险药品的，但由于此类药物非常特殊，我们就把高浓度电解质单独分类，区别管理。包括 10% 氯化钠注射液、15% 氯化钾注射液等共 6 种。

第三类，高风险犯错药物。此类药品是指非常容易发生混淆，极易出错的药品。或者曾经发生过用药差错的药品。比如：LASA 药品。此类药品共有 58 种。

所以，这样算下来，高警示药品共有 76 种，在管理上就相对容易操作。同时，新增任何高警示药品都需要经过药事管理与药物治疗学委员会的充分论证后，有确切适应证时方可使用。

高警示药品的储存管理

1. 高警示药品在药剂科内部的储存管理

专区，专柜，固定摆放

高警示药品实施专区管理，专门有一个大约 8m^2 的房间用于储存高警示药品。并且高警示药品被放置于专用药架上。药品库管系统会定期对高警示药品的存储数量做分析，库管员也会对药品数量进行实际清点，以确保存储准确。

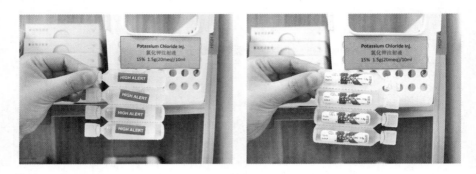

图 3-13　插入高警示药品标识

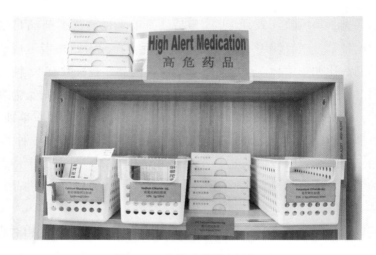

图 3-14　高警示药品专用柜

专有标识管理

关于高警示药品标识，中国药学会医院药学专业委员会用药安全项目组在 2012 年曾经发布过高警示药品专用标识，但早在 2011 年，我院就专门为高警示药品设计了专用标识，并且一直沿用至今。该标识除了贴于药品外包装外，每支针剂都会贴上。这虽然增加了不少工作量，但确实可以大大提高高警示药品的安全性。

此外，LASA 药品即看似听似药品，我院也专门设计了专用标识，张贴于药架上的药品标签处，以作警示。

图 3-15　高警示药品标识

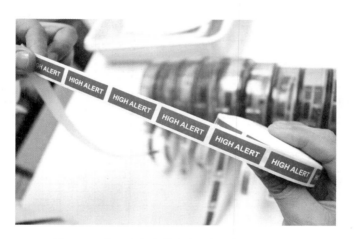

图 3-16　我医院高危药品专用标识 2011 年设计

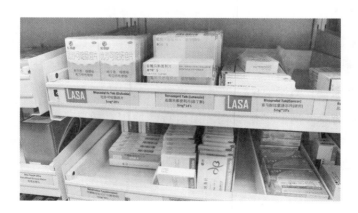

图 3-17　LASA 标识

有效期管理

高警示药品有专人负责药品有效期管理，保证先进先出，确保无过期无破损药品出现在药架上。

每月盘点及最小库存量管理

每月底对高警示药品进行库存盘点，做到账物相符。同时，我们制定了部分抢救药品临界库存量（Critical Stock），当发现库存数量低于该临界库存量时，必须及时采购，以保障该类药品的临床供应。

2018 Medication Critical Stock Monthly Checking 药房急救必备药品月查表

No.	Generic Name 通用名	Brand Name 商品名	Strength 规格	Form剂型	Pack Size 包装大小	Min stock 最小库存量	1月	2月	3月	4月	5月	6月
1	Adrenaline/肾上腺素		1mg/1ml	Injection	10	10 inj	1995	199	205			
2	Amiodarone/胺碘酮	Cordarone	150mg	Injection	6	12 inj	10	10	30			
3	Atropine/阿托品		1mg/1ml	Injection	10	10 inj	20	22	599			
4	Carbetocin/卡贝缩宫素	Duratocin	100ug/ml	Injection	10	3 inj	68	67	66			
5	Carboprost/卡前列素氨丁三醇	Hemabate	250mcg	Injection	10	5 inj	35	33	30			
6	Carboprost/卡孕栓	Ka yun	500 mcg	Suppository	5	5 inj	61	61	59			
7	Charcoal power /碳粉		25g	tablet		5 sac	19	19盒	19盒			
8	Deslanoside/去乙酰毛花苷	Cedilanid	0.4mg/2ml	Injection	5	4 inj	15	15	12			
9	Diltiazem/地尔硫卓		10mg	injection	1	10 inj	0	0	20			
10	Dinoprostone/地诺前列酮	Propess	10mg	Pessary	1	4 pessary	40	36	35			
11	Dopamine/多巴胺		20mg/2ml	Injection	10	20 inj	42	42	62			
12	Esmolol/艾司洛尔	Ailuo	200mg/2ml	Injection	5	2 inj	10	10	15			
13	Etomidate/依托咪酯		20mg/10mL	Injection	5	2 inj	139	136	119			
14	Flumazenil/氟马西尼	Anexate	0.5mg/5mL	Injection	5	4 inj	22	22	19			
15	(H)Glucose 50%/葡萄糖		10g/20ml	Injection	20ml	5 inj	31	31	99			
16	Haloparidol /氟哌啶醇			injection	5	2 inj	0	0	10			
17	Human Fibrinogen/人纤维蛋白原		500mg	Injection	1	10 inj	21	21	31			
18	Labetalol/拉贝洛尔	Trandate	50mg	Injection	3	4 inj	0	0	0			
19	(H)Magnessium sulfate/硫酸镁		2.5g/10ml	Injection	10ml	50 inj	87	87	60			
20	Metoprolol/美托洛尔	Betaloc	5mg/5ml	Injection	1	5 inj	0	0	0			
21	Midazolam/咪达唑仑		5mg/1ml	Injection	10	5 inj	70	68	59			
22	Naloxone/纳洛酮		0.4mg/1ml	Injection	5	10 inj	47	47	46			
23	Nimodipine/尼莫地平		10mg: 50ml	injection	1	2 inj	13	13	13			
24	(H)Nitroglycerin/硝酸甘油		5mg/1ml	Injection	5	5 inj	21	19	21			

图 3-18　我院抢救药品临界库存量清单（critical stock list）

2. 高警示药品在病区及其他临床科室的储存管理

高浓度电解质注射液管理

目前我院高浓度电解质，如 10% 氯化钠注射液、15% 氯化钾注射液等，除手术室、急诊、ICU 以外，其他科室一律不允许储存。其他品种的高警示药品，病区尽量不存，如因特殊原因存放者，需由药剂科、科室主任、护士长共同制定品种及储存数量。后经药事管理与药物治疗学委员会讨论后方能生效。

警示标识管理

高警示药品在临床科室的标识管理与在药剂科内部是一致的，并且需要贴到最小包装，以便护士及医生在使用时，能够起到警示作用。从 PIVAS 配置好的高浓度电解质稀释液也需要张贴高危药品专用标，确保在各个使用环节都有警示。

专人每周核查

临床科室摆放的基数药品设置护士周查及月查标准。按照相应检查项目，主责护士需要对基数药品，包括高警示药品进行安全核查。核查要求如下：

（1）药品储存环境整洁，药品摆放合理。

（2）无非基数药品，已删除的基数药不应出现在科室。

（3）外用药品与口服药品应分开摆放。

（4）按药品储存要求有避光措施，需冰箱保存的品种有温度记录。

（5）无过期药品、损坏药品、被污染的药品、标签不全的药品。

（6）有温度计，及温度记录。

（7）冰箱里无食品饮料。

（8）可分装药品标示清晰明了，注明开封日期时间。

（9）所有基数药均应放在适当的抽屉或柜子里，并附上药品清单。

（10）允许储存高危药品的科室按照相关管理规定执行。

（11）仅有中文名称的药品应贴上英文标签。

同时，药师每月会到科室对科室基数药品再次检查，对有高警示药品的科室检查更严格。如果发现任何不安全情况，需要及时上报相应科室主责护士或护士长。药师对科室备药的核查也作为药剂科的一项质控指标，每月监测并上报质控部。

高警示药品的医嘱管理

开具高警示药品的处方/医嘱时需要格外慎重，需保证处方适宜性，避免处方环节造成临床用药失误。医生需要清晰注明药品剂量、浓度、给药途径等。并且需要标准监测项目，以便护士及时将监测结果报告给医生。在我院，为严格管理高浓度电解质，从 2016 年开始，高浓度电解质一律只能开临时医嘱，需要充分评估患者病情后，方可开具。禁止开具高浓度电解质的长期医嘱。

在 HIS 系统中，凡高警示药品都有"H"的特殊标识，以提醒医务人员此为高警示药品，需要特别注意。

高警示药品的处方审核及调剂

MMU. 5. 1 已经解释处方审核，药师必须全面掌握处方适宜性审核的要求，每张新开具的处方或医嘱均应进行适宜性审核，审核内容包括：

a. 正确的药品，剂量，给药频次及给药途径。

b. 避免重复给药。

c. 是否存在过敏，或潜在过敏及其他高敏反应。

d. 是否存在或潜在药物/食物相互作用。

e. 是否违反医疗机构药品使用标准（如精麻药品特殊管理规定）。

f. 患者体重及其他生理指标（肝、肾功能，电解质水平）。

g. 是否存在其他禁忌证。

当处方剂量或其他内容发生变化时，应当进行处方的再次审核。医生开具新处方时，有发生重复用药的风险。我们国家对于处方的审核是遵循"四查十对"原则，即：

● 查处方：对科别，对姓名，对年龄；

● 查药品：对药名，对剂型，对规格，对数量；

● 查配伍禁忌：对药品性状，对用法用量；

● 查用药合理性：对临床诊断。

"四查十对"就明确出每张处方或医嘱的特定审核项目，严格按照这个标准执行，就能避免处方错误。我国的"四查十对"也跟 JCI 对处方审核的要求相符。

所有高浓度电解质注射液均需要 PIVAS 集中配置后方可发出。不允许临床科室出现未经稀释的高浓度电解质注射液。

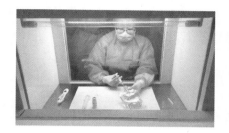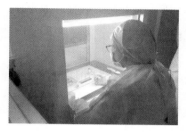

图 3-19　PIVAS 配置高浓度电解质

高警示药品的给药及用药后监测

针对高警示药品，药剂科制做出了高警示药品使用指南，如图 3-20。在这份指南中，清晰明了地给出了高警示药品给药过程中需要注意的事项，以及需要监测的项目。除此以外，医生在医嘱中特殊标注的，也需要格外注意。

Administration high alert medicaiton instruction

Drug Name	Dose	Remark						Stable period after diluted
		Pump	Monitor	Double check	Usual infusion concentrations	Why this is a high alert medication?		
KCL(15%/10ml) inj. (1.5g potassium chloride =20meq potassium)	Normal daily requirements: Oral, IV: 40-80 mEq/day **Parenteral: Potassium must be diluted prior to parenteral administration. Do not administer IV push.**	✓	Serum potassium, ECG monitoring	may get confused with **lidocaine** due to the similar table color . May accidently given by iv injection which is extremely dangerous. * After the correct quantity of KCl has been added mix thoroughly by squeezing and inverting the bag at least 10 times. KCl is particularly prone to a 'layering' effect when added without adequate	**Peripheral infusion:** maximum concentration: 10 mEq/100 mL maximum administer rate for peripheral infusion :10 mEq/hour. **Central Line infusion:** maxiumu concentrtion 20-40meq/100ml at a maxiumum rate of 40mEq/hour	1 must be diluted prior to use 2 use undiluted solution can cause death to the patient. 3 the iv fluid must be proper prepared before using		24 Hours

图 3-20　高警示药品给药指南示例

对于门诊发放高警示药品（比如胰岛素或者华法林），除了当面为患者做口头用药教育外，一般还需要给患者一份打印版的用药指导，尤其是首次服用华法林或胰岛素的患者。以防止信息遗漏，或者患者忘记等等情况发生。

护士在使用高警示药品时，应严格执行给药的三查七对制度及双人核对制度。当发生任何不良风险时，应第一时间上报主治医生，尽可能降低患者的损伤。然后再按照不良事件上报流程进行上报。

高警示药品的培训及督导

新制度从开始实施时的强制推行，到执行者形成习惯后惯性实施存在过渡期，所以在 JCI 认证准备过程中，不断培训和督导显得尤其重要。在加强对高警示药品的安全管理制度、注意事项、不良反应观察、应急预案等的培训和考核，使医生、护士、药剂师等重视和熟悉高危药品的管理、使用、应急处理等，所有培训和考核都要有记录。如对高危药品溅洒的处理方案，需要医务人员对如何处理要熟悉。

员工培训可以通过各种形式进行，全院大范围的培训，科室小范围的答疑，在线考试，实地模拟考核等等，确保所有医务人员对高警示药品熟悉掌握。

2016 年准备 JCI 认证时，全院医务人员利用 CME 时间共接受 3 次大规模培训。同时，针对新护士及医生，在入职时也要进行专项高警示药品培训。药剂科制作出各种高警示药品宣传海报，张贴于科室治疗室中，供医护人员随时查阅。

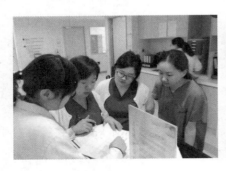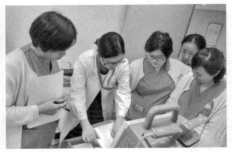

图 3-21　药师正在培训高警示药品

High-risk Medications List

Medication Name	Strength	Dosage Form
Dopamine Hydrochloride	20 mg : 2 ml	Injection
Methotrexate	0.1 g	Injection
Propofol	0.2 g : 20 ml	Injection
	500 mg : 50 ml	
	1000 mg : 50 ml	
Heparin Sodium	2 ml : 12500 Unit	Injection
Novolin R	3 ml : 300 Unit	Injection
Novolin N	3 ml : 300 Unit	Injection
NovoMix 30	3 ml : 300 Unit	Injection
Actilyse	50 mg	Injection
Rivaroxaban (Xarelto)	10 mg	Tablet
Warfarin Sodium	2.5 mg/3 mg	Tablet

Concentrated Electrolytes List

5% Calcium Chloride	0.5 g : 10 ml	Injection
10% Calcium Gluconate	1 g : 10 ml	Injection
10% Concentrated Sodium Chloride	1 g : 10 ml	Injection
15% Potassium Chloride	1.5 g : 10ml	Injection
25% Magnesium Sulfate	2.5 g : 10 ml	Injection
50% Glucose	10 g : 20 ml	Injection

图 3-22 高警示药品宣传海报 1

（备注：由于医院电子系统内药品名称为英文名，故该看似听似目录均为英文药名。）

LASA Medications List

AmbroXol	AmbroCol (ambroxol+clenbuterol)
Alprazolam	EStazolam
BCG vaccine	BCG-PPD skin test
Benzylpenicillin (IV)	Benzathine Benzylpenicillin (IM)
BisoProlol	BisaCodyl
Bovine Fibroblast Growth Factor EYE Gel	Bovine Fibroblast Growth Factor Gel
Calcium Gluconate (IV)	Calcium Chloride (IV)
Cetaphil Lotion	Cetaphil Claeansing Lotion
Cetirizine (Zyrtec)	LEVOcetirizine (Xyzal)
Citalopram (Cipramil)	EScitalopram (Lexapro)
Chlorhexidine External	Chlorhexidine Mouthwash
Cozaar	Hyzaar
DOBUtamine	DOPamine
Ipratropium (Atrovent)	Ipratropium+Albuterol (Combivert)
Folic acid 0.4mg	Folic acid 5mg
Fluorometholone (FML) Eye Drops 0.02%	Fluorometholone (FML) Eye Drops 0.1%
LamISIL	LaMICtal
LevoFloxacin	LevoTHyroxine
MaTerna	MarVelon
Medilac-S	Medilac-VITA
MiFepristone	MiSoprostol
Ofloxacin Eye Drop (TARIVID)	Ofloxacin Eye Ointment (TARIVID)
Poly-Pred(Prednisolone)	Pred-Forte (Prednisolone+Neomycin+Polymyxin B)
Robitussin Cough Cold oral solution (Adult)	Robitussin Cough Cold oral solution (Children)
TobraDex	TobRex
XaLatan(latanprost)	XaLaCom (Latanoprost+Timolol)
ZolpidEM	ZopidONE
Ren Shen GUI Pi Pill	Ren Shen JIAN Pi Pill
JIA WEI Xiao Yao Pill	Xiao Yao Pill

图 3-23　高警示药品宣传海报 2

（备注：由于医院电子系统内药品名称为英文名，故该看似听似目录均为英文药名。）

急救药品管理

急救药品，通常是指当患者出现病情危急，需要实施抢救时所使用的药品。医疗机构所储备的急救药品应必须满足临床需求，以确保患者安全。急救药品中，很多都属于高警示药品，而当紧急状况发生时，在巨大压力下，如何妥善使用这些高警示药品？如何保证急救药品不被滥用？是非常考验医护人员的基本能力的。

JCI 对急救车与急救药品的管理有非常清晰的指导与建议，在 JCI 标准中的设施管理与安全（FMS. 8）章节明确指出：医疗机构应制定并实施医疗仪器的检查、测试和维护，并对实施结果进行记录。在药品管理和使用（MMU3. 2）章节中指出，急救药品应随时可用，统一核查监管，储备充足，并保证在药房以外的临床科室存储安全。

规范急救车的存储位置

在 JCI 标准中药品管理与使用（MMU）3.2 中，第一项衡量要素就明确指出：为满足急救需求，急救药品应分布在院内有需求的临床科室，以便及时获取。很多人会对这条标准有误解，认为医疗机构所有临床科室均需要配备急救车，但其实并不是。对于某些科室或者某些小型医疗机构来说，由于患者人群以及数量相对很少，急救车的使用频率也会很小，急救药品利用率很低，可能需要考虑药品过期浪费的问题。为避免过期浪费，不一定每个科室都配备急救车，可以在空间距离合适的基础上，采用几个科室共享急救车的办法。举个例子，比如两个科室门对门，可以实现 2~3 分钟之内自由穿梭，当发生急救时，也不会因为距离太远而耽误治疗，就可以放置一台急救车。但如果虽然两个科室空间距离很近，但由于大门的位置设计问题，使从一个科室到另一个科室的行走路程过长，又存在拥堵导致急救车有可能推不过去的情况时，就需要考虑各自配备急救车，以避免造成延误急救。

规范急救车内部的摆放原则：专区，专柜，固定摆放格式

急救药品是储存在各个临床科室，当发生抢救时，临床医生可以随手使用的药品。按照 JCI 的要求，无论放在何处的急救药品都应该按照统一标准摆放，以便快速获取。具体说来，急救药品必须放置于标准急救车内，放置在专门区域。虽然每个科室的空间大小有所不同，但需要给急救车固定摆放区域，且不允许顺便变动，一旦发生抢救事件，可以第一时间找到急救车用于抢救。并且当使用完毕必须立即返回原位。

急救药品需专柜摆放，在急救车内，急救药品必须统一放置于同一层抽屉，且药品品种、数量及摆放方式均相同。这样做的好处是，无论医生或护士在任何科室参与抢救，当急需某种抢救药时，都知道在哪个抽屉或哪个位置，准确地找到所需药品。尤其是取用那些不常使用的药品时，这一点尤其重要。在急救药品摆放处应配备统一的药品摆放平面图，以帮助医务人员快速找到所需药品。

儿童急救车内储存的药品可以与成人急救车有所区别，但相同类型的急救车内药品必须统一。可能有些医院除了急救车内储存急救药外，还会根据科室特点，自备抢救药。以产科为例，产科会根据产妇的特殊性，日常储备急产时所需的抢救药，以预防产后大出血等突发情况。但产科所储备的抢救药品与全院统一的药品清单略有不同，如果单独给产科的急救车里配备特殊的药品，就不符合 JCI 的按统一标准管理的要求。那么，这种情况怎么办呢？可以将产科特殊需求的急救药品按照科室基数药品来管理。但需要注意的是，在药品种类的选择和数量的确定上要谨慎，避免科室基数药品过多，增加管理的难度。

对急救药品的日常检查也是非常重要的一环，急救车必须保证 24 小时备用状态，当发生急救时，需立即启动急救程序。抢救结束后，需按照药品储存的要求，及时补充急救药品，并认真核查是否存在药品损坏，过期现象。药剂科需每月至少一次对各科室急救车药品进行检查。

急救药品的标识管理

急救药品应放置于可分隔摆放的药箱中，每种药品单独摆放，并贴有明确标识。在药品标签中应包含药品通用名名称，规格及数量。

急救车内的急救药品应按颜色分区，不同颜色代表不同用途。通常蓝色区域代表复苏药品，比如胺碘酮、阿托品、肾上腺素、利多卡因等；用黄色代表气管插管用药，比如依托咪酯、咪达唑仑、丙泊酚等；用红色代表紧急抢救药品，比如地塞米松、地西泮、纳洛酮等。在急救药品柜的明显处应贴上急救药品摆放平面图，以帮助护士或医生快速识别查找急救药品。

急救药品效期管理

为方便急救车内的药品储存，我们是以药品最小包装单位存放和管理的。有时当药品脱离原包装后，安瓿上只标记批号，对于失效期就很难查证。针对这种情况，我们会在急救药箱外将所有药品中效期最近的那个标记出来，贴在急救药箱明显处，药师每月检查时也会按照药品有效期管理的要求，对于距离失效期 6 个月的药品需贴黄色标签，对于距离失效期 3 个月的药品需贴红色标签，对于距离失效期 2 个月的药品直接下架。

急救药品盒编码锁管理

急救药品放置在急救车中必须随时处于备用状态，要时刻保证所有药品的完好，避免数量缺失的情况。由于临床工作量繁重，工作人员较多，如何保证急救车不被乱动，里面的药品或其他抢救器械不丢失，需要工作人员仔细思考。有些医院的做法是当急救车核查结束后，用纸质封条将柜子封住，如果没有急救发生不得打开。

　　我院采用一次性编码锁的管理办法。我院各科室存放的急救车中均有专用的可移动的急救药箱，当药师将急救药品准备好后，会用一次性塑料编码锁将急救药箱封闭，并将编号记录在急救药品管理台账中，所以每个急救车内的急救药箱均带一次性塑料编码锁。当某科室发生急救事件需要打开急救车时，该编码锁可被直接拉断，急救药品可以随时取用。当急救结束后，护士应将使用过的急救药箱送还药剂科，并重新领取一个完好的带编码锁的急救药箱，用于补充急救车。

急救车管理制度

　　应制定完整的急救车管理制度。急救车内不仅仅储存药品，还会储存一些必备的抢救器械，诸如：面罩，氧气瓶，插管用具，除颤仪等等。所以，这份制度的制定，应该由医疗，护理，药剂共同制定。与急救相关的管理制度包括急救车管理制度以及心肺复苏抢救规程。在大多数医院，急救药品的管理制度通常会与急救车管理制度合并为一个制度。该制度的制定就是为了规范医务人员在抢救患者时，能够正确合理的使用急救药品及各种急救设备。一份严谨科学的管理制度是管理该事物的基础。合理制定急救相关的管理制度，应由医疗，护理，药学多学科共同完成，因为急救任务是一个夸学科、复杂性强的操作，需要多方共同参与意见，才能最终确定出比较合理的行为标准。

　　我院将心肺骤停设置为蓝色代码，并基于此建立了蓝色代码应急预案。院内任何员工一旦发现有人出现心肺骤停的情况，需拨打统一号码寻求帮助，并报告蓝色代码、所处位置、科室以及房间号。这种情况下，不能将患者单独一人留下无人看护。由院内大前台工作人员通过院内广播系统通知员工。当听到蓝色代码的广播后，院内抢救小组成员应立即赶到蓝色代码地点，以响应蓝色代码。抢救小组成员都需要能够进行"高级生命支持"的操作。蓝色代码的抢救小组成员包括急诊医生、心内科医生、麻醉医生及其他临床医生，至少一名急诊护士。他们的职责包括：气道和呼吸道管理，心脏按压，静脉注射给药，生命体征监测，包括心脏除颤，以及抢救措施和时间的记录等。

除了急救车制度以外，为了方便工作，还应该制定一本急救车手册。当然，JCI 并没有要求一定要制定，这本急救车手册只是院内医务人员的学习资料。作为在紧急情况下，医务人员所需要的各种资料都可以在这本手册中查询到。该手册应该完全符合本医疗机构的自身特点。急救车使用手册（crash cart manual），是为了给医务人员在使用急救车时提供的使用指南，同时也是医生和护士的一手培训资料。对于急救事件不常发生的小型医院，除常规急救演戏以外，医务人员很难真正用到急救车。而很多急救设备以及急救药品由于不常使用，很容易变得生疏。所以，由药剂科、护理部以及临床医生共同制定的急救车使用手册对于临床抢救病人具有非常重要的意义。急救车使用手册放置在急救车明显位置，医务人员可随手查阅。

急救车使用手册应包括以下几部分：

- 与急救车有关的规章制度
- 急救车放置位置以及车内分布
- 急救药品使用指南
- 急救药品及物品检查记录表
- 高级生命支持的流程图或其他急救流程图等。

儿童急救药品剂量速查表

儿童急救药品剂量与成人有很大区别，应严格按照体重计算剂量。在发生急救时，如何快速计算儿童急救药品剂量？

根据 Broselow Tape，制定了我院儿童急救药品剂量速查表。

儿童急救药品剂量换算表

复苏抢救用药

	剂量
肾上腺素(1:10,000)	0.01mg/kg
肾上腺素 ET (1:1000)	0.1mg/kg
阿托品(0.5mg/ml)	0.02mg/kg/ 剂
阿托品(插管)	0.02mg/kg/ 剂
碳酸氢钠 4.2% 500mg/10ml(6meq)	1meq/kg/ 剂
利多卡因 2% 100mg/5ml	1mg/kg/ 剂
利多卡因(插管)	2~3mg/kg/ 剂
胺碘酮 150mg/3ml	5mg/kg/ 剂
葡萄糖酸钙 1g/10ml	25mg/kg/ 剂
硫酸镁 25% 2.5g/10ml	50mg/kg/ 剂
除颤 1次/2次(可重复)	2J/4J/kg/次
电复律 1次/2次	0.5~1J/2J/kg/次

诱导麻醉剂

	剂量
依托咪酯 20mg/10ml	0.3mg/kg/ 剂
咪达唑仑 5mg/ml	0.1mg/kg/ 剂
丙泊酚 200mg/20ml	3mg/kg/ 剂
琥珀酰胆碱 100mg/2ml	2mg/kg/ 剂
维库溴铵 4mg(1vial置入4ml NS)	0.2mg/kg/ 剂
罗库溴铵 50mg/5ml	1mg/kg/ 剂

抗惊厥药

	剂量
地西泮 10mg/2ml IV	0.2mg/kg/ 剂
地西泮(肛门用)	0.3~0.5mg/kg/ 剂
苯巴比妥 100mg/ml 初始剂量	20mg/kg/ 剂

药物过量用药

	剂量
葡萄糖 50% 20ml	0.5g/kg/dose
纳洛松 0.4mg/ml	0.1mg/kg/dose,最大剂量:2mg
氟马西尼 0.5mg/5ml	0.01mg/kg/dose,最大剂量:0.2mg
口服碳粉	1g/kg/ 剂

	剂量
胶体溶液/血	10ml/kg
晶体溶液(生理盐水/林格尔)	20ml/kg
5% 葡萄糖+1/2 生理盐水+20 毫当量氯化钾/升	1~10kg: 100ml/kg 11~20kg: 50ml/kg >20kg: 20ml/kg

Resourse:Uptodate and 药品说明书

2016版

儿童急救药剂量 3kg

复苏用药

复苏用药	剂量
肾上腺素(1:10 000)（将浓度为1:1000的肾上腺素加入9ml NS 可得浓度为1:10 000的稀释液）	0.03mg(0.3ml) of 1:10 000
阿托品(0.5mg/ml)	0.1mg(0.2ml)
碳酸氢钠 500mg/10ml (1meq/ml)（心动过缓非心心脏骤停）1meq≈1.7ml	3meq(5ml)
胺碘酮 150mg/3ml	3mg(0.15ml)
利多卡因 2%(100mg/5ml)	15mg(0.75ml)
葡萄糖酸钙 1g/10ml	75mg(0.75ml)
硫酸镁 25%(2.5g/10ml)	150mg(0.6ml+0.6ml NS)

气管插管用药

气管插管用药：	剂量
肾上腺素 ET(1:1000)	0.3mg(0.3ml)
阿托品 ET	0.1mg(0.2ml)
利多卡因 ET	6~9mg(0.3~0.45ml)

抗惊厥药

抗惊厥药	剂量
地西泮 10mg/2ml iv	0.6mg(0.12ml)
肛门用地西泮凝胶	1.5mg(1.5ml)
苯巴比妥 100mg/ml Load（将浓度为100mg/ml的苯巴比妥加入9ml NS中可得浓度为10mg/ml苯巴比妥）	60mg(6ml)

诱导麻醉药

诱导麻醉药	剂量
依托咪酯 20mg/10ml	0.9mg(0.45ml)
咪达唑仑 5mg/ml	0.1mg(0.06ml)
丙泊酚 200mg/20ml	9mg(0.9ml)
维库溴铵 4mg(1vial in 4ml NS)	0.3mg(0.3ml)
罗库溴铵 冰箱保存 50mg/5ml	2.7mg(0.27ml)
琥珀酰胆碱 100mg/2ml（预先给与阿托品）	6mg(0.12ml)
除颤 1st/2nd 剂量（可重复）	6J/12J
心脏复律 1st/2nd 剂量	3J/6J

药物过量

药物过量	剂量
葡萄糖 50% slow iv	1.5g(3ml)
纳洛酮 0.4g/ml	0.3mg(0.75ml)
氟马西尼 0.5mg/5ml	0.05mg(0.3ml)
口服碳酸钙 po	3g

控制颅压

控制颅压	剂量
甘露醇 20%	3g(15ml)
呋塞米 20mg/2ml	3mg(0.3ml)

液体简称

液体简称	
NS——生理盐水	
RL——乳酸林格尔	
CL——胶液	
输液 NS/LR	60ml
胶体 BL/CL	30ml

维持量

D5W+1/2 NS+KCl 20meq/L

12ml/hour

多巴胺 (20mg/2ml)

加入18mg(1.8ml)到液体中 初始量

0.9%氯化钠注射液中 100ml 最大滴速 10mcg/gtt/min.

20mcg/gtt/min

肛门用地西泮凝胶的制备：取4ml地西泮注射液加入20ml KY凝胶中，混匀，浓度为 1mg/ml

气管插管	3.5#气管插管不带气囊
气管插管深度	9~9.5厘米
吸痰管	8号
插管导丝	小号/6号
氧气面罩	儿童
喉镜	1号
血压袖带（儿童）	新生儿儿#5
可调氧气面罩	婴儿/儿童
套管针	22~24 G

参考资料：Uptodate，MH

儿童急救药剂量 4kg

液体简称

- NS—生理盐水
- RL—乳酸林格尔
- BL—血液
- CL—胶体

输液	
NS/LR	80ml
BL/CL	40ml

维持量

D5W+1/2 NS+KCl 20meq/L
16ml/hour

多巴胺 (20mg/2ml)

加入24mg(2.4ml)到100ml
0.9%氯化钠注射液中，初始量
10mcgtt/min，最大滴速
20mcgtt/min

肛门用地西泮凝胶的制备：取4ml地西泮注射液加入20ml KY凝胶中，混匀，浓度为 1mg/ml

气管插管用药：

	剂量
肾上腺素 (1:1000)	0.4mg(0.4ml)
(将浓度为1ml:1000的肾上腺素加入9ml NS 可得浓度为的稀释液)	0.12mg(0.24ml)
阿托品 ET	8~12mg(0.4~0.6ml)
利多卡因 ET	

抗惊厥药

	剂量
地西泮 10mg/2ml iv	0.8mg(0.16ml)
肛门用地西泮凝胶	2mg(2ml)
苯巴比妥 100mg/ml Load	80mg(8ml)
(将浓度为100mg/ml的苯巴比妥加入9ml NS中可得浓度为 10mg/ml苯巴比妥)	

诱导麻醉剂

	剂量
依托咪酯 20mg/10ml	1.2mg(0.6ml)
咪达唑仑 5mg/ml	0.4mg(0.08ml)
丙泊酚 200mg/20ml	12mg(1.2ml)
维库溴铵 4mg(1vial in 4ml NS)	0.4mg(0.4ml)
罗库溴铵 50mg/5ml	3.6mg(0.36ml)
琥珀酰胆碱 100mg/2ml (预先给 与阿托品)	8mg(0.16ml)

除颤 1st/2nd 剂量 (可重复)	8J/16J
心脏复律 1st/2nd 剂量	4J/8J

插管导丝	小号/6号

复苏用药

	剂量
肾上腺素(1:10 000) (将浓度为1ml:1000的肾上腺素加入9ml NS 可得浓度为1:10 000 的稀释液)	0.04mg(0.4ml) of 1:10 000
阿托品(0.5mg/ml) (心动过缓非心脏骤停)	0.1mg(0.2ml)
碳酸氢钠 500mg/10ml (1meq=1.7ml)	4meq(6.7ml)
利多卡因 2%(100mg/5ml)	4mg(0.2ml)
胺碘酮 150mg/3ml	20mg(0.4ml)
葡萄糖酸钙 1g/10ml	100mg(1ml)
硫酸镁 25%(2.5g/10ml)	200mg(0.8ml+0.8ml NS)

药物过量

	剂量
葡萄糖 50% slow iv	2g(4ml)
纳洛酮 0.4g/ml	0.4mg(1ml)
氟马西尼 0.5mg/5ml	0.04mg(0.4ml)
口服碳粉 po	4g

控制颅压

	剂量
甘露醇 20%	4g(20ml)
呋塞米 20mg/2ml	4mg(20ml)

推车中其他物品

3.5 #气管插管不带气囊 气管插管深度	9~10厘米
吸痰管	8号
口咽通气	50毫米
氧气面罩	儿童
喉镜	1号
血压袖带（儿童）	新生儿/婴儿
胃管	5~8号
套管针	22~24 Ga
可调氧气面罩	婴儿/儿童

**参考资料：Uptodate，AHA

儿童急救药剂量　5kg

液体简称

- NS——生理盐水
- RL——乳酸林格尔
- Bl——血液
- Cl.——胶体

输液
- NS/LR　100ml
- Bl/Cl.　50ml

维持量

D5W+1/2 NS+KCl 20meq/L.
21ml/hour

多巴胺 (20mg/2ml)

加入30mg(3ml)到100ml
0.9%氯化钠注射液中.初始量
10mcg/min. 最大滴速
20mcgtt/min　　1mg/ml

肛门用地西泮凝胶的制备：
取4ml地西泮注射液加入20ml
KY凝胶中，混匀，浓度为
1mg/ml

复苏用药

复苏用药	剂量
肾上腺素(1:10 000)	0.05mg(0.5ml) of 1:10 000
(将浓度变为1ml:1000的肾上腺素加入9ml NS 可得浓度为1:10 000的稀释液)	
阿托品(0.5mg/ml)	0.1mg(0.2ml)
碳酸氢钠 500mg/10ml 2%(100mg/5ml)	5meq(8.3ml) (1meq=1.7ml)
(心动过缓非心脏骤停)	
利多卡因 2%(100mg/5ml)	5mg(0.25ml)
胺碘酮 150mg/3ml	5mg(0.5ml)
葡萄糖酸钙 1g/10ml	25mg(0.25ml)
硫酸镁 25%(2.5g/10ml)	125mg(1.25ml)
	250mg(1ml+1ml NS)

气管插管用药：

气管插管用药：	剂量
肾上腺素 (1:1000)	0.5mg(0.5ml)
阿托品 ET	0.16mg(0.32ml)
利多卡因 ET	10～15mg(0.5～0.75ml)

抗惊厥药

抗惊厥药	剂量
地西泮 10mg/2ml iv	1mg(0.2ml)
肛门用地西泮凝胶	2.5mg(2.5ml)
苯巴比妥 100mg/ml Load	100mg(10ml)
(将浓度为100mg/ml的苯巴比妥加入9ml NS中可得浓度为 10mg/ml苯巴比妥)	

药物过量

药物过量	剂量
葡萄糖 50% slow iv	2.5g(5ml)
纳洛酮 0.4g/ml	0.5mg(1.25ml)
氟马西尼 0.5mg/5ml	0.05mg(0.5ml)
口服碳粉 po	5g

诱导麻醉剂

诱导麻醉剂	剂量
依托咪酯 20mg/10ml	1.5mg(0.75ml)
咪达唑仑 5mg/ml	0.5mg(0.1ml)
丙泊酚 200mg/20ml	15mg(1.5ml)
维库溴铵 4mg(1vial in 4ml NS)	0.5mg(0.5ml)
琥珀酰胆碱 50mg/5ml	4.5mg(0.45ml)
(冰箱保存) 100mg/2ml(预先给 与阿托品)	10mg(0.2ml)

控制颅压

控制颅压	剂量
甘露醇 20%	5g(25ml)
呋塞米 20mg/2ml	5mg(0.5ml)

心脏复律 1st/2nd 剂量

	剂量
除颤 1st/2nd 剂量(可重复)	10J/20J
	5J/10J

推车中其他物品

推车中其他物品	
3.5 #气管插管不带气囊	
气管插管深度	10～10.5厘米
吸痰管	8号
口咽通气	50毫米
氧气面罩	儿童
喉镜	1号
血压袖带(儿童)	新生儿/婴儿
胃管	5～8号
套管针	22～24 Ga
可调氧气面罩	婴儿/儿童
插管导丝	小号/6号

*参考资料：Uptodate，AHA

儿童急救药剂量 6～7kg

液体简称

NS——生理盐水
RL——乳酸林格尔的稀释液
BL——血液
CL——胶体

输液		
NS/LR		130ml
BL/CL		65ml

维持量

D5W+1/2 NS+KCl 20meq/L.	27ml/hour

多巴胺（20mg/2ml）

加入39mg(3.9ml)到100ml 0.9%氯化钠注射液中 初始量 10mcgtt/min. 最大滴速 20mcgtt/min

肛门用地西泮凝胶的制备：
取4ml地西泮注射液加入20ml KY凝胶中，混匀，浓度为1mg/ml

气管插管用药：

	剂量
肾上腺素 ET (1:1000)	0.65mg(0.65ml)
阿托品 ET	0.13mg(0.26ml)
利多卡因 ET	13~20mg(0.65~1ml)

抗惊厥药

	剂量
地西泮 10mg/2ml iv	1.3mg(0.26ml)
肛门用地西泮凝胶	3.3mg(3.3ml)
米巴比妥 100mg/ml Load	130mg(13ml)
（将浓度为100mg/ml的米巴比妥加入9ml NS中可得浓度为10mg/ml米巴比妥）	

诱导麻醉剂

	剂量
依托咪酯 20mg/10ml	2mg(1ml)
咪达唑仑 5mg/ml	0.65mg(0.13ml)
丙泊酚 200mg/20ml	20mg(2ml)
维库溴铵 4mg(1vial in 4ml NS)	1.3mg(1.3ml)
罗库溴铵（冰箱保存）50mg/5ml	7mg(0.7ml)
琥珀酰胆碱 100mg/2ml（预先给与阿托品）	13mg(0.26ml)

除颤 1st/2nd 剂量（可重复）	13J/26J
心复律 1st/2nd 剂量	7J/13J

插管导丝	小号/6号

复苏用药

	剂量
肾上腺素(1:10 000)	065mg(0.65ml) of 1:10 000
(将浓度为1ml:1000的肾上腺素加入9ml NS 可得稀释度为1:10 000的稀释液)	
阿托品(0.5mg/ml)	0.13mg(0.26ml)
（心动过缓非心脏骤停）	
碳酸氢钠 500mg/10ml (1meq=1.7ml)	6.5meq(10.8ml)
利多卡因 2%(100mg/5ml)	6.5mg(0.3ml)
胺碘酮 150mg/3ml	32mg(0.64ml)
葡萄糖酸钙 1g/10ml	162.5mg(1.63ml)
硫酸镁 25%(2.5-g/10ml)	325mg(1.3ml+1.3ml NS)

药物过量

	剂量
葡萄糖 50% slow iv	3.25g(6.5ml)
纳洛酮 0.4g/ml	0.6mg(1.25ml)
氟马西尼 0.5mg/5ml	0.065mg(0.65ml)
口服碳酸粉 po	6.5g

控制颅压

	剂量
甘露醇 20%	6.5g(32.5ml)
呋塞米 20mg/2ml	6.5mg(0.65ml)

推车中其他物品

3.5 #气管插管不带气囊	
气管插管深度	10.5~11厘米
气管插管	8号
吸痰管	50毫米
口咽通气	儿童型
氧气面罩	1号
喉镜	婴儿/儿童
血压袖带（儿童）	5~8号
胃管	22~24 Ga
套管针	婴儿/儿童
可调氧气面罩	

**参考资料：Uptodate，AHA

儿童急救药剂量 8～9kg

复苏用药

	剂量
肾上腺素(1:10 000)	0.85mg(0.85ml) of 1:10 000
(将浓度为1:1000的肾上腺素加入9ml NS 可得浓度为1:10 000的稀释液)	
阿托品(0.5mg/ml)	0.17mg(0.34ml)
(心动过缓非心脏停搏)	
碳酸氢钠 500mg/10ml (1meq=1.7ml)	8.5meq(14ml)
利多卡因 2%(100mg/5ml)	8.5mg(0.43ml)
胺碘酮 150mg/3ml	42mg(0.84ml)
葡萄糖酸钙 1g/10ml	212.5mg(2.13ml)
硫酸镁 25%(2.5g/10ml)	425mg(1.7ml+1.7ml NS)

气管插管用药：

	剂量
肾上腺素 (1:1000)	0.85mg(0.85ml)
阿托品 ET	0.17mg(0.34ml)
利多卡因 ET	17～26mg(0.85～1.3ml)

抗惊厥药

	剂量
地西泮 10mg/2ml iv	1.7mg(0.34ml)
肛门用地西泮凝胶	4.2mg(4.2ml)
苯巴比妥 100mg/ml Load	170mg(17ml)
(将浓度为100mg/ml的苯巴比妥加入9ml NS中可得浓度为10mg/ml苯巴比妥)	

诱导麻醉剂

	剂量
依托咪酯 20mg/10ml	2.5mg(1.25ml)
咪达唑仑 5mg/ml	0.85mg(0.17ml)
丙泊酚 200mg/20ml	25mg(2.5ml)
维库溴铵 4mg(1vial in 4ml NS)	1.7mg(1.7ml)
罗库溴铵(冰箱保存) 50mg/5ml	9mg(0.9ml)
琥珀酰胆碱 100mg/2ml (须先给与阿托品)	17mg(0.34ml)

药物过量

	剂量
葡萄糖 50% slow iv	4.25g(8.5ml)
纳洛酮 0.4g/ml	0.85mg(2.1ml)
氟马西尼 0.5mg/5ml	0.085mg(0.85ml)
口服碳粉 po	8.5g

控制颅压

	剂量
除颤 1st/2nd 剂量 (可重复)	17J/34J
心脏复律 1st/2nd 剂量	9J/17J

甘露醇 20%	8.5g(42.5ml)
呋塞米 20mg/2ml	8.5mg(0.85ml)

推车中其他物品

插管导丝	小号/6号
3.5 #气管插管不带气囊	
气管插管深度	10.5～11厘米
吸痰管	8号
口咽通气	50毫米
氧气面罩	儿童型
喉镜	1号
血压袖带(儿童)	婴儿儿童
胃管	5～8号
荽管针	22～24 Ga
可调氧气面罩	婴儿儿童

液体简称

NS——生理盐水
RL——乳酸林格尔
BL——血液
CL——胶体

输液	
NS/LR	170ml
BL/CL	85ml

维持量

D5W+1/2 NS+KCl 20meq/L	
	35ml/hour

多巴胺 (20mg/2ml)

加入51mg(5.1ml)到 100ml
0.9%氯化钠的注射液中:初始量
10mcgtt/min，最大滴速
20mcgtt/min

肛门用地西泮凝胶的制备：
取4ml地西泮注射液加入20ml
KY凝胶中，混匀，浓度为
1mg/ml

*参考资料：Uptodate，AHA

儿童急救药剂量 10～11kg

液体简称

NS——生理盐水
RL——乳酸林格尔
BL——血液
CL——胶体

输液
NS/LR　210ml
BL/CL　105ml

维持量
D5W+1/2 NS+KCL 20meq/L
43ml/hour

多巴胺 (20mg/2ml)
加入63mg(6.3ml)到100ml
0.9%氯化钠注射液中：初始量
10mcgtt/min. 最大滴速
20mcgtt/min
1mg/ml

肛门用地西泮凝胶的制备：
取4ml地西泮注射液加入20ml
KY凝胶中，混匀，浓度为
1mg/ml

复苏用药

	剂量
肾上腺素(1:10 000)	0.1mg(1ml) of 1:10 000
（将浓度为1ml:1000的肾上腺素加入9ml NS 可得浓度为1:10 000的稀释液）	
阿托品(0.5mg/ml)	0.21mg(0.42ml)
（心动过缓半心脏骤停）	
碳酸氢钠 500mg/10ml (1meq=1.7ml)	10meq(16.7ml)
利多卡因 2%(100mg/5ml)	10mg(0.5ml)
胺碘酮 150mg/3ml	52mg(1.04ml)
葡萄糖酸钙 1g/10ml	262.5mg(2.63ml)
硫酸镁 25%(2.5g/10ml)	525mg(2.1ml+2.1ml NS)

气管插管用药

	剂量
肾上腺素 ET	1mg(1ml)
阿托品 ET	0.21mg(0.42ml)
利多卡因 ET	20～30mg(1～1.5ml)

抗惊厥药

	剂量
地西泮 10mg/2ml iv	2mg(0.4ml)
肛门用地西泮凝胶	5mg(5ml)
苯巴比妥 100mg/ml Load	210mg(21ml)
（将浓度为100mg/ml的苯巴比妥加入9ml NS中可得浓度为10mg/ml苯巴比妥）	

诱导麻醉剂

	剂量
依托咪酯 20mg/10ml	3.2mg(1.6ml)
咪达唑仑 5mg/ml	1mg(0.2ml)
丙泊酚 200mg/20ml	32mg(3.2ml)
维库溴铵 4mg(1 vial in 4ml NS)	2.1mg(2.1ml)
罗库溴铵 50mg/5ml	10mg(1ml)
琥珀酰胆碱 100mg/2ml (预先给与阿托品)	20mg(0.4ml)

药物过量

	剂量
葡萄糖 50% slow iv	5.25g(10.5ml)
纳洛酮 0.4g/ml	1mg(2.5ml)
氟马西尼 0.5mg/5ml	0.1mg(1ml)
口服碳粉 po	10g

控制颅压

	剂量
甘露醇 20%	10g(50ml)
呋塞米 20mg/2ml	10mg(1ml)

	剂量
除颤 1st/2nd 剂量 (可重复)	20J/40J
心脏复律 1st/2nd 剂量	10J/20J

推车中其他物品

4 #气管插管不带气囊	
气管插管深度	11～12厘米
吸痰管	10号
口咽通气	60毫米
氧气面罩	儿童型
喉镜	1号
血压袖带（儿童）	儿童
胃管	8～10号
套管针	20～24 Ga
可调氧气面罩	儿童
插管导丝	小号/6号

**参考资料：Uptodate, AHA

儿童急救药剂量 12～14kg

液体简称	
NS——生理盐水	
RL——乳酸林格尔	
BL——血液	
CL——胶体	

输液	
NS/LR	260ml
BL/CL	130ml

维持量	
D5W+1/2 NS+KCl 20meq/L	48ml/hour

多巴胺 (20mg/2ml)
加入78mg(7.8ml)到100ml 0.9%氯化钠注射液中. 初始量10mcgtt/min. 最大滴速20mcgtt/min

肛门用地西洋凝胶的制备：
取4ml地西洋注射液加入20ml KY凝胶中, 混匀, 浓度为1mg/ml

复苏用药	剂量
肾上腺素(1:10 000)	0.13mg(1.3ml) of 1:10 000
(将浓度为1:1000的肾上腺素加入9ml NS 可得浓度为1:10 000的稀释液)	
阿托品(0.5mg/ml)	0.26mg(0.52ml)
(心动过缓非心脏骤停)	
碳酸氢钠 500mg/10ml (1meq=1.7ml)	13meq(21.7ml)
利多卡因 2%(100mg/5ml)	13mg(0.65ml)
胺碘酮 150mg/3ml	65mg(1.3ml)
葡萄糖酸钙 1g/10ml	325mg(3.25ml)
硫酸镁 25%(2.5g/10ml)	650mg(2.6ml+2.6ml NS)

气管插管用药：	剂量
肾上腺素ET (1:1000)	1.3mg(1.3ml)
阿托品ET	0.26mg(0.52ml)
利多卡因ET	26~40mg(1.3~2ml)

抗惊厥药	剂量
地西泮 10mg/2ml iv	2.6mg(0.52ml)
肛门用地西洋凝胶	6.5mg(6.5ml)
苯巴比妥 100mg/ml Load	260mg(26ml)
(将浓度为100mg/ml的苯巴比妥加9ml NS中可得浓度为10mg/ml苯巴比妥)	

诱导麻醉剂	剂量
依托咪酯 20mg/10ml	4mg(2ml)
咪达唑仑 5mg/ml	1.3mg(0.26ml)
丙泊酚 200mg/20ml	40mg(4ml)
维库溴铵 4mg(1vial in 4ml NS)	2.6mg(2.6ml)
罗库溴铵 50mg/5ml	13mg(1.3ml)
琥珀胆碱 100mg/2ml (预先给与阿托品)	26mg(0.52ml)
除颤 1st/2nd 剂量 (可重复)	26J/52J
心脏复律 1st/2nd 剂量	13J/26J

药物过量	剂量
葡萄糖 50% slow iv	6.5g(13ml)
纳洛酮 0.4mg/ml	1.3mg(3.25ml)
氟马西尼 0.5mg/5ml	0.13mg(1.3ml)
口服碳粉 po	13g

控制颅压	剂量
甘露醇 20%	13g(65ml)
呋塞米 20mg/2ml	31mg(1.3ml)

推车中其他物品	
4.5 #气管插管不带气囊	
气管插管深度	13.5厘米
吸痰管	10号
口咽通气	60毫米
氧气面罩	儿童型
插管导丝	6号
血压袖带(儿童)	儿童型
胃管	10号
套管针	18~22 Ga
可调氧气面罩	儿童型

**参考资料：Uptodate, AHA

儿童急救药剂量 15～18kg

液体简称
NS——生理盐水
RL——乳酸林格尔
BL——血液
CL——胶体

输液	
NS/LR	325ml
BL/CL	165ml

维持量
D5W+1/2 NS+KCl 20meq/L 55ml/hour

多巴胺 (20mg/2ml)
加入9mg(9.9ml)到100ml
0.9%氯化钠注射液中，初始
量10mcgtt/min，最大滴速
20mcgtt/min

肛门用地西洋凝胶的制备：
取4ml地西洋注射液加入
20ml KY凝胶中，混匀，浓
度为1mg/ml

复苏用药	剂量
肾上腺素(1:10 000)	0.17mg(1.7ml) of 1:10 000
(将浓度为1mg:1000的肾上腺素加入 9ml NS 可得浓度为1:10 000的稀释液)	
阿托品(0.5mg/ml)	0.33mg(0.66ml)
(心动过缓并心脏骤停)	
碳酸氢钠 500mg/10ml (1meq=1.7ml)	16.5meq(27.5ml)
利多卡因 2%(100mg/5ml)	17mg(0.85ml)
胺碘酮 150mg/3ml	80mg(1.6ml)
葡萄糖酸钙 1g/10ml	412.5mg(4.13ml)
硫酸镁 25%(2.5g/10ml)	820mg(3.28ml+3.28ml NS)

气管插管用药：	剂量
肾上腺素 ET (1:1000)	1.7mg(1.7ml)
阿托品 ET	0.33mg(0.66ml)
利多卡因 ET	34～50mg(1.7~2.5ml)

抗惊厥药	剂量
地西洋 10mg/2ml iv	3.3mg(0.66ml)
肛门用地西洋凝胶	8mg(8ml)
苯巴比妥 100mg/ml Load	330mg(33ml)
(将浓度为100mg/ml的苯巴比妥加入9ml NS中可得浓度为10mg/ml苯巴比妥)	

诱导麻醉剂	剂量
依托咪酯 20mg/10ml	5mg(2.5ml)
咪达唑仑 5mg/ml	1.6mg(0.32ml)
丙泊酚 200mg/20ml	50mg(5ml)
维库溴铵 4mg(1vial in 4ml NS)	3.3mg(3.3ml)
罗库溴铵(冰箱保存) 50mg/5ml	16mg(1.6ml)
琥珀酰胆碱 100mg/2ml (预先给与阿托品)	30mg(0.6ml)

药物过量	剂量
葡萄糖 50% slow iv	8.25g(16.5ml)
纳洛酮 0.4g/ml	1.6mg(4ml)
氟马西尼 0.5mg/5ml	0.16mg(1.6ml)
口服氢碳粉 po	16.5g

控制颅压	剂量
甘露醇 20%	17g(85ml)
呋塞米 20mg/2ml	17mg(1.7ml)

	剂量
除颤 1st/2nd 剂量 (可重复)	33J/66J
心脏复律 1st/2nd 剂量	17J/33J

推车中其他物品
5#气管插管不带气囊
气管插管 14～15厘米
气管插管深度 10号
吸痰管 60毫米
口咽通气 儿童
氧气面罩 6号
插管导丝 儿童
血压袖带(儿童) 10号
胃管 18～22 Ga
套管针 儿童
可调氧气面罩 气面罩

参考资料：Uptodate, AHA

儿童急救药剂剂量 19～23kg

复苏用药

复苏用药	剂量
肾上腺素(1:10 000)	0.21mg(2.1ml) of 1:10 000
(将浓度为1:1000的肾上腺素加入9ml NS 可得浓度为1:10 000的稀释液)	
阿托品(0.5mg/ml)	0.42mg(0.84ml)
(心动过缓非心脏骤停)	
碳酸氢钠 500mg/10ml iv	21meq(35.7ml)
(1meq=1.7ml)	20mg(1ml)
利多卡因 2%(100mg/5ml)	105mg(2.1ml)
胺碘酮 150mg/3ml	525mg(5.25ml)
葡萄糖酸钙 1g/10ml	
硫酸镁 25%(2.5g/10ml)	1050mg(4.2ml+4.2ml NS)

气管插管用药

气管插管用药：	剂量
肾上腺素 ET	2.1mg(2.1ml)
阿托品 ET	0.42mg(0.84ml)
利多卡因 ET	40~60mg(2~3ml)

抗惊厥药

抗惊厥药	剂量
地西泮 10mg/2ml iv	4.2mg(0.84ml)
肛门用地西泮凝胶	10mg(10ml)
苯巴比妥 100mg/ml Load	420mg(42ml)
(将浓度为100mg/ml的苯巴比妥加入9ml NS中可得浓度为10mg/ml苯巴比妥)	

诱导麻醉剂

诱导麻醉剂	剂量
依托咪酯 20mg/10ml	6.3mg(3.15ml)
咪达唑仑 5mg/ml	2mg(0.4ml)
丙泊酚 200mg/20ml	63mg(6.3ml)
维库溴铵 4mg(1vial in 4ml NS)	4.2mg(4.2ml)
罗库溴铵(冰箱保存) 50mg/5ml	21mg(2.1ml)
琥珀胆碱 100mg/2ml (预先给与阿托品)	40mg(0.8ml)
除颤 1st/2nd 剂量 (可重复)	40J/80J
心脏复律 1st/2nd 剂量	20J/40J

药物过量

药物过量	剂量
葡萄糖 50% slow iv	10.5g(21ml)
钠洛酮 0.4μg/ml	2mg(5ml)
氟马西尼 0.5mg/5ml	0.2mg(2ml)
口服碳粉 po	21g

控制频压

控制频压	剂量
甘露醇 20%	21g(105ml)
呋塞米 20mg/2ml	21mg(2.1ml)

推车中其他物品

推车中其他物品	
5.5 #气管插管不带气囊	
气管插管深度	16.5厘米
吸痰管	10号
口咽通气	70毫米
氧气面罩	中号/14号
插管导丝	儿童
血压袖带(儿童)	12~14号
胃管	18~22 Ga
套管针	儿童
可调氧气面罩	

液体简称

NS——生理盐水
RL——乳酸林格尔
BL——血液
CL——胶体

输液	
NS/LR	530ml
BL/CL	210ml

维持量

维持量	
D5W+1/2 NS+KCl 20meq/L	63ml/hour

多巴胺 (20mg/2ml)

肛门用地西泮凝胶的制备：
取4ml地西泮注射液加入20ml
KY凝胶中，混匀，浓度为
1mg/ml

加入124.5mg(12.5ml)到
100ml 0.9%氯化钠注射液中，
初始量 10mcgtt/min。最大
滴速 20mcgtt/min

**参考资料：Uptodate, AHA

儿童急救药剂量 24～29kg

液体简称
NS——生理盐水
RL——乳酸林格尔
BL——血液
CL——胶体

输液	
NS/LR	530ml
BL/CL.	270ml

维持量	
D5W+1/2 NS+KCl 20meq/L	68ml/hour

多巴胺 (20mg/2ml)
加入156mg(15.6ml)到100ml 0.9%氯化钠注射液中
初始量 10mcgtt/min.
最大滴速 20mcgtt/min.

肛门用地西洋凝胶的制备：取4ml地西洋凝胶加入20ml KY凝胶中，混匀，浓度为1mg/ml

气管插管用药：

药	剂量
肾上腺素 (1:1000)	2.7mg(2.7ml)
阿托品 ET	0.5mg(1ml)
利多卡因 ET	54~80mg(2.7~4ml)

抗惊厥药

药	剂量
地西洋 10mg/2ml iv	5.3mg(1.06ml)
肛门用地西洋凝胶	10mg(10ml)
苯巴比妥 100mg/ml Load	530mg(53ml)
(将浓度为100mg/ml的苯巴比妥加入9ml NS中可得浓度为10mg/ml苯巴比妥)	

诱导麻醉剂

药	剂量
依托咪酯 20mg/10ml	8mg(4ml)
咪达唑仑 5mg/ml	2.7mg(0.54ml)
丙泊酚 200mg/20ml	80mg(8ml)
维库溴铵 4mg(1vial in 4ml NS)	5.3mg(5.3ml)
罗库溴铵(冰箱保存) 50mg/5ml	27mg(2.7ml)
琥珀酰胆碱 100mg/2ml (预先给与阿托品)	53mg(1.06ml)
除颤 1st/2nd 剂量 (可重复)	53/106J
心脏复律 1st/2nd 剂量	27J/53J

复苏用药

药	剂量
肾上腺素(1:10 000)	0.27mg(2.7ml) of 1:10 000
(将浓度为1ml:1000的肾上腺素加入9ml NS 可得浓度为1:10 000的稀释液)	
阿托品(0.5mg/ml) (心动过缓非心脏骤停)	0.5mg(1ml)
碳酸氢钠 500mg/10ml (1meq=1.7ml)	27meq(45ml)
利多卡因 2%(100mg/5ml)	27mg(1.35ml)
胺碘酮 150mg/3ml	130mg(2.6ml)
葡萄糖酸钙 1g/10ml	650mg(6.5ml)
硫酸镁 25%(2.5g/10ml)	1325mg(5.3ml+5.3ml NS)

药物过量

药	剂量
葡萄糖 50% slow iv	13.3g(26.6ml)
纳洛酮 0.4g/ml	2mg(5ml)
氟马西尼 0.5mg/5ml	0.2mg(2ml)
口服碳粉 po	27g

控制颅压

药	剂量
甘露醇 20%	27g(135ml)
呋塞米 20mg/2ml	27mg(2.7ml)

推车中其他物品

气管插管	6 #气管插管不带气囊
气管插管深度	17~18厘米
吸痰管	10号
口咽通气	80毫米
氧气面罩	儿童
插管导丝	中号/14号
血压袖带(儿童)	儿童
胃管	14~18 号
套管针	18~20 Ga
可调氧气面罩	儿童

***参考资料：Uptodate, AHA

儿童急救药剂量 30～36kg

液体简称
NS——生理盐水
RL——乳酸林格尔
BL——血液
CL——胶体

输液
NS/LR　660ml
BL/CL　330ml

维持量

	剂量
D5W+1/2 NS+KCl 20meq/L	73ml/hour

多巴胺（20mg/2ml）
加入198mg(19.8ml)到100ml 0.9%氯化钠注射液中. 初始量 10mcgtt/min. 最大滴速 20mcgtt/min

肛门用地西泮凝胶的制备：取4ml地西泮注射液加入20ml KY凝胶中, 混匀, 浓度为 1mg/ml

复苏用药

	剂量
肾上腺素(1:10 000)　0.33mg(3.3ml) of 1:10 000	3.3mg(3.3ml)
（将浓度为31ml:1000的肾上腺素加入9ml NS 可得浓度为1:10 000的稀释液）	
阿托品(0.5mg/ml)	0.5mg(1ml)
（心动过缓非心脏骤停）	
碳酸氢钠500mg/10ml(1meq=1.7ml)	33meq(55ml)
利多卡因2%(100mg/5ml)	33mg(1.65ml)
胺碘酮150mg/3ml	165mg(3.3ml)
葡萄糖酸钙 1g/10ml	825mg(8.25ml)
硫酸镁 25%(2.5g/10ml)	1650mg(6.6ml+6.6ml NS)

气管插管用药：

	剂量
肾上腺素(1:1000)	
阿托品 ET	3.3mg(3.3ml)
利多卡因 ET	0.5mg(1ml)
	66～100mg(3.3～5ml)

抗惊厥药

	剂量
地西泮 10mg/2ml iv	6.6mg(1.32ml)
肛门用地西泮凝胶	10mg(10ml)
苯巴比妥 100mg/ml Load	660mg(66ml)
（将浓度为100mg/ml的苯巴比妥加入9ml NS中可得浓度为10mg/ml苯巴比妥）	66mg(1.32ml)

诱导麻醉剂

	剂量
依托咪酯 20mg/10ml	10mg(5ml)
咪达唑仑 5mg/ml	3.3mg(0.66ml)
丙泊酚 200mg/20ml	100mg(10ml)
维库溴铵 4mg(1vial in 4ml NS)	6.6mg(6.6ml)
罗库溴铵 4mg(冰箱保存) 50mg/5ml	33mg(3.3ml)
琥珀酰胆碱 100mg/2ml (预先给与阿托品)	66mg(1.32ml)

心脏复律 1st/2nd 剂量 (可重复)	66J/132J
除颤 1st/2nd 剂量	33J/66J

药物过量

	剂量
葡萄糖 50% slow iv	16.5g(33ml)
钠洛酮 0.4g/ml	2mg(5ml)
氟马西尼 0.5mg/5ml	0.2mg(2ml)
口服碳粉 po	33g

控制颅压

	剂量
甘露醇 20%	33g(165ml)
呋塞米 20mg/2ml	33mg(3.3ml)

推车中其他物品
气管插管　6.5 #气管插管不带气囊
气管插管深度　18.5～19.5厘米
吸痰管　10～12号
口咽通气　80毫米
氧气面罩　儿童/成人储氧面罩
插管导丝　14号
血压袖带（儿童）　成人小号
胃管　16～18号#
套管针　16～20 G
可调氧气面罩　成人

*参考资料：Upjodate, AHA

图3-23　儿童用药剂量

附　　录

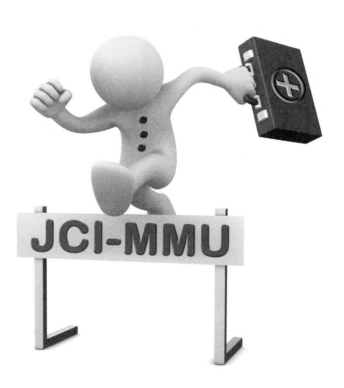

附录1：北京某医院术前抗菌药物使用指南2016版

我院围手术期抗菌药物预防应用指南2016版

手术类型	可疑致病菌	首选方案	备选方案
妇产科手术			
经阴道或经腹腔子宫切除术	革兰阴性耐药菌，B型链球菌，肠球菌	□头孢呋辛钠 1.5gm iv	□克林霉素 900mg iv
剖宫产	革兰阴性耐药菌，B型链球菌，肠球菌	□头孢呋辛钠 1.5gm iv	□克林霉素 900mg iv
羊膜早破	革兰阴性耐药菌，B型链球菌，肠球菌	□头孢呋辛钠 1.5gm iv	□克林霉素 900mg iv
人工流产，引产术	革兰阴性耐药菌，B型链球菌，肠球菌	□头孢呋辛 0.25g 口服 一日两次 □甲硝唑500mg 口服 一日两次 5天	
宫腔镜检查，内膜活检	—	无需使用	
头颈部手术			
清洁手术	—	无需使用	

续表

手术类型	可疑致病菌	首选方案	备选方案
头颈部清洁－污染手术	厌氧菌 金黄色葡萄球菌	□头孢呋辛钠 1.5g iv＋甲硝唑 500mg iv	□克林霉素 900mg iv
骨科手术			
闭合性骨折	葡萄球菌（金黄色葡萄球菌）	□头孢呋辛钠 1.5g iv	□克林霉素 900mg iv
开放性骨折	厌氧菌、葡萄球菌，革兰阴性菌	□头孢呋辛钠 1.5g iv	□克林霉素 900mg iv＋庆大霉素 1.5mg/kg iv
关节成形术	葡萄球菌（金黄色葡萄球菌）	□头孢呋辛钠 1.5g iv	□克林霉素 900mg iv
开放性骨折内固定术	葡萄球菌（金黄色葡萄球菌）	□头孢呋辛钠 1.5g iv	□克林霉素 900mg iv
整形外科/乳腺外科			
乳腺手术（乳房缩小，乳房成形术，乳房肿瘤切除术）	—	无需使用	
乳腺手术（清洁－污染手术，植入物）	葡萄球菌、链球菌	□头孢呋辛钠 1.5g iv	□克林霉素 900mg iv
消化系统外科手术			
阑尾切除术－无穿孔	革兰阴性菌，厌氧菌，肠球菌	□头孢呋辛钠 1.5g iv＋甲硝唑 500mg iv	□克林霉素 900mg iv＋庆大霉素 1.5mg/kg iv
阑尾切除术－有穿孔	革兰阴性菌，厌氧菌，肠球菌	□头孢呋辛钠 1.5g iv	□克林霉素 900mg iv＋庆大霉素 1.5mg/kg iv
疝修复术	革兰阳性菌	□头孢呋辛钠 1.5g iv	□克林霉素 900mg iv

手术类型	可疑致病菌	首选方案	备选方案
结肠直肠外科手术	革兰阴性菌，厌氧菌，肠球菌	□头孢呋辛钠 1.5g iv 甲硝唑 500mg iv	□克林霉素 900mg iv + 庆大霉素 1.5mg/kg iv
外伤导致的内脏破裂，腹腔创伤	革兰阴性菌，厌氧菌，肠球菌	□头孢呋辛钠 1.5g iv 甲硝唑 500mg iv	□克林霉素 900mg iv
食管，胃，十二指肠，胆道手术 －高风险： ● 大于 70 岁 ● 急性胆囊炎 ● 梗阻性黄疸 ● 胆结石 ● 病态肥胖 ● 食管梗阻 ● 胃酸减少，胃动力下降 －低风险	革兰阴性菌，革兰阳性菌	□头孢呋辛钠 1.5g iv 无需使用	□克林霉素 900mg iv + 庆大霉素 1.5mg/kg iv □甲硝唑 500mg + 庆大霉素 1.5mg/kg iv □氟喹诺酮类
神经外科			
清洁手术（e.g.：颅骨切开术）	金黄色葡萄球菌	□头孢呋辛钠 1.5g iv	□克林霉素 900mg iv mg iv
清洁污染手术（鼻窦，鼻或角膜受累）	厌氧菌，金黄色葡萄球菌	□头孢呋辛钠 1.5 g iv + 甲硝唑 500 mg iv	□克林霉素 900 mg iv
颅骨骨折，脑脊液漏	厌氧菌，金黄色葡萄球菌	□头孢呋辛钠 1.5g iv	□克林霉素 900mg iv
穿透性创伤	厌氧菌，葡萄球菌，革兰阴性菌	□头孢曲松 1g iv（2g > 80kg）	□克林霉素 900mg iv
脊柱手术	葡萄球菌，金黄色葡萄球菌	□头孢呋辛钠 1.5g iv	□克林霉素 900mg iv

续表

手术类型	可疑致病菌	首选方案	备选方案
泌尿外科			
泌尿生殖器手术，仅高风险： • 尿检阳性 • 插尿管	革兰阴性菌，肠球菌	□环丙沙星 500mg 口服 or 400 iv □TMP + SMZ 160/800mg po □左氧氟沙星 500mg	
• 前列腺活检	革兰阴性菌，肠球菌	□头孢呋辛钠 1.5g iv	□克林霉素 900mg iv □左氧氟沙星 500mg
血管/心血管外科			
心脏手术，任何血管手术植入人工假体或异物，腹主动脉重建，下肢手术切口涉及腹股沟/截肢	革兰阴性菌，葡萄球菌，肠球菌	□头孢呋辛钠 1.5gm iv q12h ×4 doses □万古霉素 1g iv	□克林霉素 900mg iv

• 不常规推荐万古霉素作为术前抗菌药物预防应用。当发现 MRSA 病例或高度怀疑 MRSA 感染时，可考虑使用万古霉素。在缺乏监测数据的情况下（例如：最近住院的病人、疗养院住院病人、血液透析患者），当怀疑 MRSA 定植时，可考虑万古霉素预防。

• 氟喹诺酮类抗菌药物：可选择环丙沙星 400mg 或左氧氟沙星 500mg。

给药时间：

抗菌药物给药滴注完成需在手术切口前，但不能早于切口前 1 小时。即常规可在术前 0.5 ~ 1 小时开始给药。（除外：万古霉素需在术前 2 小时给药，紧急剖宫产需在手术切口前开始给药）。

抗菌药物常规给药规则

1. 万古霉素需保证输注时间大于 1 小时（高剂量时大于 2 小时）。

剂量计算方法：＜70kg，1g；71～90kg：1.25g；＞100kg：1.5g。给药间隔时间：每 12 小时一次。

2. 克林霉素注射液输注时间：10～20 分钟

3. 环丙沙星注射液/左氧氟沙星注射液输注时间：大于 1 小时.

4. 如果病人已经在使用抗生素，除万古霉素外的所有抗生素，在切口 1 小时以前均可按正常剂量给药。若术前已经使用万古霉素，则术前给予万古霉素应距离上一个剂量大于 8 小时，如果距离手术时间少于 8 小时，则术前再补充给予 1/2 剂的万古霉素量。

重复给药/术后抗菌预防

• 如果手术持续时间超过 3 小时，或术中出血量超过 1500 毫升，应重复给予第 2 剂抗菌药物（半衰期长的抗生素除外）。抗生素的覆盖范围应贯穿整个手术过程，再加上术后 4 小时，总给药时间不超过 24 小时。

• 对于手术时间短于 2 小时的清洁手术，通常 1 个剂量的抗菌药物足够。

• 对于清洁污染手术，给药时长应为 24 小时，必要时可延长至 48 小时。

• 对于污染手术，应根据患者的的感染程度决定给药时长；若在手术前明确有细菌感染者，抗菌药物应按照治疗剂量给药。

常见抗菌药物给药频次：

• 头孢呋辛 q8h

• 克林霉素 q8h

• 环丙沙星 q8h

• 庆大霉素：按 5mg/kg 一次给药或 2mg/kg 每 8 小时一次

• 甲硝唑 q8h

• 万古霉素 q12h

儿童剂量换算（儿童剂量不得超过成人剂量）：

• 头孢呋辛 – 50mg/kg

• 万古霉素 – 15mg/kg

- 头孢曲松 – 30mg/kg

- 克林霉素 – 15mg/kg

- 氟喹诺酮类药抗菌药物不得应用于儿童，必要时可替代选择磺胺类药物（TMP 6～10mg/kg + SMZ 30～50mg. kg）或头孢唑林用于泌尿外科手术前预防感染。

- 庆大霉素 – 1.5mg/kg

参考文献

- 2016 Uptodate "antimicrobial prophylaxis for prevention surgical site infection in adults"
- Surgical Infection Society Guidelines "Clinical practice guideline for antimicrobial prophylaxis in surgery" 2016

附录 2：常见食物与药物相互作用速查表

常见食品药品相互作用

药品	食品	相互作用	风险等级	患者用药建议
A				
胺碘酮	西柚/西柚汁	可使胺碘酮代谢减慢，使血清中胺碘酮浓度升高	X 禁止合用	胺碘酮治疗期间避免摄入西柚或西柚汁
氨氯地平	西柚/西柚汁	可增加氨氯地平的血浆浓度	C 慎用	合用时，注意监测患者血压及心率
阿司匹林	酒精	可致胃黏膜损伤	NA	避免合用
氮卓斯汀鼻喷剂	酒精	酒精可增强氮卓斯汀的中枢镇静作用	X 禁止禁用	氮卓斯汀治疗期间避免摄入酒精
苯二氮卓类:地西泮,艾司唑仑,咪达唑仑	西柚/西柚汁	可能减慢苯二氮卓类药物的代谢	C 考虑调整治疗方案	避免合用
B				
溴隐亭	酒精	可增强溴隐亭的不良反应或毒性	C 慎用	避免饮酒
安非他酮	酒精	可增强安非他酮的不良反应或毒性	C 考虑调整治疗方案	避免合用
卡马西平	西柚/西柚汁	可减慢卡马西平的代谢速度	C 慎用	避免同时摄入西柚、西柚汁，并保证足够饮水
C				
头孢菌素:头孢曲松	酒精	双硫仑样反应	C 慎用	合用时，监测患者是否出现双硫仑样反应
具有中枢镇静作用的药品:抗过敏药,阿片类麻醉镇痛药,苯二氮卓类,抗精神药	酒精	可增加中枢镇静作用，产生叠加效应	C 慎用	避免饮酒，或谨慎调整使用剂量
秋水仙碱	西柚/西柚汁	可增加秋水仙碱血浆浓度	D 考虑调整治疗方案	多饮水，保证足够体液，如摄入西柚汁需调整剂量
D				
多西环素	牛奶及奶制品	可降低药物吸收	NA	服药前后一小时避免摄入牛奶、奶制品、抗酸剂、补铁剂等
F				
芬太尼	西柚/西柚汁	可以增加芬太尼血浆浓度	C 考虑调整治疗方案	避免同时大量摄入西柚汁
H				
氟康唑	西柚/西柚汁	可增加氟康唑的血药浓度	C 慎用	治疗期间，减少西柚汁的摄入
HMG-CoA 还原酶抑制剂:辛伐他汀,阿托伐他汀	西柚/西柚汁	可增加他汀的血药浓度	C 考虑调整治疗方案	治疗期间，减少西柚汁的摄入
I				
铁制剂:蛋白琥珀酸铁	牛奶及奶制品	可减少药物吸收	NA	服药前后1小时避免摄入牛奶及奶制品，建议同时饮用富含维生素C的果汁，以帮助铁吸收
异维A酸	酒精	可能增加异维A酸的不良反应或毒性	C 慎用	服药时考虑避免或限制酒精摄入
伊曲康唑	西柚/西柚汁	可增加血药浓度	C 慎用	治疗期间，减少西柚汁的摄入
L				
左氧氟沙星	牛奶及奶制品	可降低血药浓度	NA	服药后1小时避免摄入牛奶及奶制品
碳酸锂	食盐(氯化钠)	锂毒性	NA	碳酸锂治疗期间避免食盐摄入量的突然变化
M				
甲硝唑/替硝唑	酒精	双硫仑样反应	X 禁止合用	治疗期间及治疗后3天内，禁止饮酒
美满霉素	牛奶及奶制品	降低药物吸收	NA	服药前后1小时避免摄入牛奶及奶制品
N				
硝苯地平	西柚/西柚汁	可增加硝苯地平的血药浓度	X 禁止合用	避免同时服用
P				
保钾利尿剂:螺内酯；ACE 抑制剂:卡托普利,依那普利,赖诺普利；ARB:氯沙坦,缬沙坦,厄贝沙坦；联苯双酯	富含钾食品:香蕉,绿叶蔬菜等	可致高钾血症	NA	减少食用富含钾的食物
S				
SNRIs:度洛西汀,文拉法辛	酒精	可能增加药物不良反应，特别是神经精神损伤	C 考虑调整治疗方案	避免饮酒
SSRI:艾司西酞普兰,舍曲林	酒精	可能增加药物不良反应，特别是神经精神损伤	C 考虑调整治疗方案	避免饮酒
T				
他克莫司(外用)	酒精	可增加皮肤不良反应	C 慎用	避免饮酒
V				
维拉帕米	西柚/西柚汁	可增加维拉帕米的血药浓度	C 慎用	避免合用，或严密监测不良反应的发生
W				
华法林	酒精	大量饮酒(酗酒)可降低华法林的代谢，增加PT/INR值;而每日小量饮酒则会加快华法林的代谢，从而降低PT/INR值	C 慎用	避免饮酒
华法林	富含维生素K的食品，例如:叶绿菜(菠菜,花椰菜,卷心菜等)	可使华法林抗凝效果降低	NA	不随意改变饮食习惯
华法林	富含维生素E的果汁,如:蔓越莓汁	增加华法林的效果	NA	不随意改变饮食习惯

参考资料

1. 《Joint Commission International Accreditation Standards for Hospitals》6th Edition. Effective 1 July 2017

2. JCI 官方网站：https：//www. jointcommissioninternational. org/

3. 美国心脏协会：ww. heart. org/HEARTORG/

4. 《JCI 医院评审标准》（第 6 版）中文版，2017 年 7 月 1 日生效。

5. 《JCI 医院调查程序指南》 （第 6 版）中文版，2017 年 7 月 1 日生效。